経方薬論

江部洋一郎／和泉正一郎／内田隆一＝著

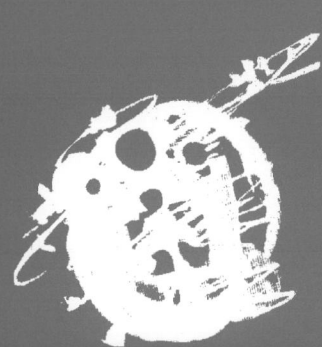

東洋学術出版社

装幀デザイン　市川寛志

前　　言

　『傷寒論』『金匱要略』の処方を理解するための本草書は基本的には存在しない。
　『神農本草経』『名医別録』にしても参考にすることは可能ではあるが，直接的に『傷寒論』『金匱要略』の処方の理解の役には立たない。したがって『傷寒論』『金匱要略』の処方を理解するためには，処方そのものから各生薬の効能を導き出す必要がある。微力ではあるが，このような観点から『経方薬論』を著した。

1）生薬の効能については，『傷寒論』『金匱要略』の処方中の効能を主とし，それ以外にも重要と思われるものは記載した。また『傷寒論』『金匱要略』において多用される生薬についてはそのベクトル性，作用する場所などについて比較的詳しく解説した。
2）張元素『珍珠嚢』（南宋），王好古『湯液本草』（元）などにより提唱された生薬の「引経報使」に対しては，われわれは否定的見解をとる。確かな根拠によって帰経学説が提唱されたわけではなく，また少なくとも『傷寒論』『金匱要略』の処方を理解するうえでは，帰経学説は役に立たないので記載はしない。その代わりに前述したごとく，生薬の作用する場所については可能なかぎり記載した。
3）効能についてその主たるものを中心とし，その結果生じる二次的効能については区別して記した。たとえば黄連について，一般の中薬学の本では，①清熱燥湿，②清熱瀉火，③清熱解毒などの効能が記されているが，「清熱」のみを記した。少なくとも燥湿の目的のみで黄連を使用することはあり得ない。また黄連阿膠湯においては，むしろ滋潤作用を発

揮する処方であるので燥湿作用は矛盾してしまう。「瀉火」「解毒」についても概念が明確でなく基本的には省いた。少なくとも清熱の結果，瀉火，解毒するのであり，瀉火，解毒の語を用いなくとも処方上不便はないものと考えた。

4）『傷寒論』『金匱要略』における生薬理論と『神農本草経』，あるいは『名医別録』のそれとは当然異なっている。したがって『本経』『別録』の薬能をそのまま『傷寒論』『金匱要略』の処方に当てはめることはできない。しかし数ある本草書のなかでは時代的に一番近いものなので，『傷寒論』『金匱要略』の処方を考えるうえで参考になるので記載した。

　『神農本草経』は比較的原文に近いとされる森立之の原文を句読点を含めてそのまま使用し，『名医別録』は『名医別録（輯校本）』（人民衛生出版社）より転写した。各生薬の《本経上》は『神農本草経』上品を表わしている。同様に下段《別録上》も『名医別録』上品である。

著　者

経方薬論 ● 目次

目　次

　　前言 …………………………………………………………… i

阿　膠	あきょう	3
茵蔯蒿	いんちんこう	5
烏　頭	うず	7
烏　梅	うばい（梅実）	8
禹余糧	うよりょう	9
黄　耆	おうぎ	10
黄　芩	おうごん	11
黄　柏	おうばく（蘗木）	12
王不留行	おうふるぎょう	13
黄　連	おうれん	14
薤　白	がいはく（薤）	15
艾　葉	がいよう	15
訶　子	かし（訶梨勒）	16
葛　根	かっこん	16
滑　石	かっせき	18
瓜　蔕	かてい	19
栝　楼	かろ	20
乾　姜	かんきょう	22
生　姜	しょうきょう	23
寒水石	かんすいせき（凝水石）	24
甘　草	かんぞう	25
甘　遂	かんつい	27
款冬花	かんとうか（款冬）	28
桔　梗	ききょう	28

菊　花	きくか	29
枳　実	きじつ	30
橘　皮	きっぴ（橘柚）	31
杏　仁	きょうにん（杏核）	32
苦　酒	くしゅ（醋）	33
苦　参	くじん	34
瞿　麦	くばく	35
桂　枝	けいし（桂，肉桂）	35
鶏　子	けいし（丹雄鶏）	37
芫　花	げんか	39
膠　飴	こうい（飴糖）	39
紅　花	こうか（紅藍花）	40
粳　米	こうべい	40
厚　朴	こうぼく	41
五色石脂	ごしきせきし	41
呉茱萸	ごしゅゆ	43
五味子	ごみし	44
柴　胡	さいこ	45
細　辛	さいしん	46
山梔子	さんしし（枝子）	48
山茱萸	さんしゅゆ	49
酸棗仁	さんそうにん（酸棗）	50
山　薬	さんやく（薯蕷）	51
地　黄	じおう（乾地黄）	52
紫　菀	しおん	53
紫　参	しじん	54
紫　蘇	しそ	54
芍　薬	しゃくやく	55
䗪　虫	しゃちゅう	58
酒	しゅ	59
小　麦	しょうばく	60
升　麻	しょうま	60

商　陸	しょうりく	61
蜀　漆	しょくしつ	61
蜀　椒	しょくしょう	62
秦　皮	しんぴ	63
水　蛭	すいてつ	63
豆　巻	ずけん（大豆黄巻，赤小豆）	64
石　膏	せっこう	65
川　芎	せんきゅう	66
旋覆花	せんぷくか	67
皂　莢	そうきょう	67
葱　白	そうはく（葱実）	68
桑白皮	そうはくひ（桑根白皮）	69
代赭石	たいしゃせき（代赭）	69
大　黄	だいおう	70
大　棗	たいそう	74
沢　漆	たくしつ	75
沢　瀉	たくしゃ	76
淡豆豉	たんとうし（豉）	77
竹　葉	ちくよう	78
知　母	ちも	79
猪　苓	ちょれい	79
通　草	つうそう（木通）	80
葶藶子	ていれきし（葶藶）	81
天門冬	てんもんどう	82
当　帰	とうき	82
桃　仁	とうにん（桃核）	84
土瓜根	どかこん（王瓜根，王瓜）	85
独　活	どっかつ	86
人　参	にんじん	86
敗醤草	はいしょうそう（敗醤）	88
貝　母	ばいも	89
柏　実	はくじつ（柏子仁）	90

白頭翁	はくとうおう	90
麦門冬	ばくもんどう	91
巴豆	はず	92
半夏	はんげ	92
百合	びゃくごう	94
白朮	びゃくじゅつ（朮）	94
白前	びゃくぜん	97
白薇	びゃくび	97
茯苓	ぶくりょう	98
附子	ぶし	99
文蛤	ぶんごう（海蛤）	101
鼈甲	べっこう	102
防已	ぼうい	102
芒硝	ぼうしょう	103
消石	しょうせき	105
朴消	ぼくしょう	106
虻虫	ぼうちゅう（木虻）	106
虻虫	ぼうちゅう（蜚虻）	107
防風	ぼうふう	107
牡丹皮	ぼたんぴ（牡丹）	108
牡蠣	ぼれい	109
麻黄	まおう	110
麻子仁	ましにん（麻蕡）	113
蜜	みつ（石蜜）	114
明礬	みょうばん（礬石）	115
射干	やかん	115
羊肉	ようにく	116
薏苡仁	よくいにん（薏苡子）	116
李根白皮	りこんはくひ	118
竜骨	りゅうこつ	119
連翹	れんぎょう	120

経方薬論

阿膠　あきょう

《本経上》
一名傅致膠。味甘平。出東阿。治心腹内崩。労極洒洒如瘧状。腰腹痛。四肢酸疼。女子下血。安胎。久服軽身益気。

《別録上》
微温，無毒。主丈夫少腹痛，虚労羸痩，陰気不足，脚酸不能久立，養肝気。生東平郡，煮牛皮作之。悪大黄，得火良。

効能：①外界の物質（飲食物）を内なる津液，陰に効率よく変化させる。その結果，補津液，補陰補血の作用を発揮する。また，血脈中の津液や血脈外の津液（脈外の気津，皮気津，肌気津）を増加させることで骨，肉，臓腑などの組織を修復し養うことができる。これが補陰作用である。
　　　②止血作用
　　　　血脈の壁の脆弱化のために出血を来しているものに，阿膠を使用し組織の修復をうながし，止血することができる。
作用する場所：全身
　　　①胃陰を補い，それを五臓六腑，各器官組織に配給する。ただし，どこに作用するかは併用する生薬によって変化する。たとえば，
　　　　阿膠＋桂枝：肺，心，心包の陰を補う
　　　　阿膠＋芍薬：腎の陰を補う
　　　　のごとくである。
　　　②血脈中に入り，壁の脆弱化したもの（血脈の壁の陰不足）を補填し止血作用を発揮する。
参考：阿膠として日本で流通しているものに，玉阿膠（白く丸いもの）と山東阿膠（黒い板状のもの）があるが，山東阿膠の方が効果は優れていると考える。

処方：温経湯，黄土湯，黄連阿膠湯，芎帰膠艾湯，炙甘草湯，大黄甘遂湯，猪苓湯
加味方：白頭翁加甘草阿膠湯，当帰建中湯加地黄阿膠（千金）
丸剤：薯蕷丸，鼈甲煎丸

　　処方7方，加味方2方，丸薬2方である。そのうち，丸薬を除いて，他の養陰薬との併用をせず，阿膠のみを養陰，補陰の目的で使用しているのは，猪苓湯，大黄甘遂湯，白頭翁加甘草阿膠湯の3処方である。養陰補陰薬が数あるなかでなぜこれら3処方はあえて阿膠を使用しているのかについて考える。
　　生命体は外界から飲食物を取り込み自らの内なるものとする。
　　人間においても外から飲食物を摂取し，それを狭義の気，狭義の津液，狭義の血に変化させ，それらを組織に運び組織を作り機能させる。

外界の飲食物 → 胃 → 小腸 → 胃 → 肺・心 → 内なる気血津液 → 組織の維持

　　たとえば，水にしても，外の水を摂取し内なる水に変化させなければ，これを人体は利用することはできない。
　　この外界→人体内への変化を行っているのが，胃および小腸である。
　　数ある養陰，補陰薬のなかでこの外→内への質的変化を最も推進する生薬が阿膠である（と経方を作った人々は考えていた）。
　　人体の胃・小腸において，この外→内への質的変化の機能に異常がなければ，飲食物を摂取するのみで良い。またこの質的変化のうち，特に外なるものを内なる陰へと転化させる機能のやや衰えているものに対してはいわゆる地黄，麦門冬など一般的な養陰薬を使用することにより，この質的変化の効率を上げ結果的には補陰を達成することができる。しかしこの質的変化を行う機能がさらに衰えている場合，飲食物を摂取し，地黄，麦門冬などの養陰薬を服用しても，その質的変化がうまくゆかない。このような場合に血肉有情の品である阿膠を加えて使用する。また，阿膠は，それ自身が材料

として容易に人体に摂り入れられ、内なる陰に転化すると考えられる。

　阿膠は動物性の生薬であり、その点において他の植物性の養陰、補陰薬とは異なっている。われわれ人間も動物の一種であり、養陰補陰という観点から考えると動物性生薬はわれわれの身体に最も近いものであり、それゆえ、養陰、補陰の効率は植物性のものに比し優れている（と経方を作った人々は考えていた）。

　したがって急を要する時、あるいはより確実に補陰養陰を必要とする処方には阿膠を使用した。阿膠の使用された7処方および2加味方をみても病証的には大黄甘遂湯を除いては、すべて急を要する処方である。下痢、発熱、心中煩、出血などの症状に対応する処方であり、"急を要する"という意味が理解されよう。

　大黄甘遂湯は症状としては特に急を要するものとは考えにくいが、その処方構成をみると大黄4両、甘遂2両を併用し、処方服用後急激に下痢、嘔吐などを生じる可能性が大なので、陰を守るためには急速にかつ確実に陰を産生することが可能な阿膠を2両使用しているのである。

　これらのことより阿膠は養陰、補陰、守陰の効においてその効率、確実性は他の植物薬より優れている、と経方を作った人が考えていたと理解されよう。

茵陳蒿　いんちんこう

《本経上》
味苦平。治風湿寒熱邪気。熱結黄疸。久服軽身益気耐老。

《別録上》
微寒、無毒。主治通身発黄、小便不利、除頭熱、去伏瘕。久服面白悦、長年。白兎食之、仙。生太山及丘陵坂岸上。五月及立秋採、

陰乾。

効能：去湿熱，退黄
作用する場所：小腸，肌
処方：茵蔯蒿湯
　　散剤：茵蔯五苓散

黄疸と小腸の分別失司について

　現代中医学では，黄疸を"胆汁外溢"としているが，黄疸と胆の関係が論じられるのは，歴史的には比較的新しく，張景岳以降である。

　一方，経方においては『金匱』黄疸病篇に，"小便不利者，皆発黄"とあり，黄疸の主方である茵蔯蒿湯，大黄消石湯ともに，"小便不利"の条文があり，小腸の分別失調を黄疸の病機の重要なものと考えていた。

　黄疸ないし，黄に対する処方は，『傷寒』『金匱』に14方あり，そのうち茵蔯蒿を含むものは上記の2方のみである。また，『千金翼方』に黄疸の処方は28方あるが茵蔯蒿を配するものは10方のみである。したがって，茵蔯蒿は，オールマイティーの退黄薬ではない。

　茵蔯五苓散，また後世，茵蔯四逆湯の処方があるように，茵蔯蒿は，去湿熱といっても清熱作用はあまりないと思われる。では，茵蔯蒿は去湿により，小腸の分別失調を改善し，退黄するのだろうか？　しかし，すべての去湿薬が退黄作用を示すわけでもなく，逆に，すべての小腸の分別失調が黄疸を来すわけではない。すると，黄疸は，小腸で分別されるべき"もの"の特異性に規定されることになる。すなわち，小腸の分別は様々なものに及ぶが，そのうちの"何か"がうまく分別されないときに黄疸が生じるといえる。

　ここで，小腸の分別について検討してみよう。

　小腸の分別には①清濁の分別（第1分別）と②大小便の分別（第2分別）がある。この第2分別の失調にも様々な病機がありうる。1つは，大小便の分別において，主に水の分別が失調するものである。すなわち，第2分別において，水が小便の方へ行かなければ，尿少となり，大便は下痢となる。逆に，第2分別において水が小便の方へ行きすぎれば，尿多となり，大便硬あるいは便秘となる。もう1つは，水ではない"何か"の分別が失

調するものである。この"何か"は，本来小腸の第2分別において，大半は大便へと分けられるべきものであるが，この"何か"がうまく分別されないと，一部は尿へ，また一部は肌へ遊溢すると考えられ，これが黄疸の本体であると思われる。すなわち，小腸での"何か"の分別失調は，湿，熱，寒，瘀のいずれの原因によっても生じるが，その結果生じる黄疸の本体は，同一の"何か"である。それゆえ，治療はその原因に従って，去湿，清熱，散寒，去瘀などがなされる。しかし，茵蔯蒿はこれら，特定の邪や，陰陽失調に対応するものとは考え難い。それゆえ，茵蔯蒿は，小腸での"何か"の分別それ自身の失調に作用している可能性があるが，なお推測の域を出ず，今後検討を要する。また，現段階としてこの"何か"を漢方的に特定することは困難である。しかし，少なくとも伝統的な黄疸を"湿熱鬱蒸"とする説とは，われわれは理解を異にしている。

烏頭　うず

《本経下》
一名奚毒。一名即子。一名烏喙。味辛温。生山谷。治中風悪風洗洗。出汗。除寒湿痺。咳逆上気。破積聚寒熱。其汁煎之。名射罔。殺禽獣。

《別録下》
烏頭：味甘，大熱，有毒。消胸上痰冷，食不下，心復冷疾，臍間痛，肩胛痛不可俛仰，目中痛不可力視。又堕胎。
射罔(しゃもう)：味苦，有大毒。治尸症癥堅，及頭中風痺痛。
烏喙(うかい)：味辛，微温，有大毒。主治風湿，丈夫腎湿，陰嚢癢，寒熱歴節，掣引腰痛，不能行歩，癰腫膿結。又堕胎。生朗陵。正月，二月採，陰乾。長三寸以上為天雄。
莽草為之使，反半夏，栝楼，貝母，白斂，白及，悪藜蘆。

効能：脈中，脈外の気を走らせることにより通絡止痛，去風湿作用を発揮する。
通絡止痛，去風湿作用は附子より強力であるが，振陽，温腎作用は少ない。

作用する場所：脈中，脈外の気を通じて，その作用は表裏全身に及ぶ。

参考：中国においては，川烏，草烏の区別があり，また採取時トリカブトの母根を烏頭，子根を附子と区別している。烏頭，附子ともに炮製がある。一方日本においては採取時における母根子根の区別はなく，生用するものを一般に烏頭と称し通用している。なお附子には生用と炮用の２種があり，日本においては生烏頭は生附子と基本的には同じものと思ってよい。

処方：烏頭桂枝湯，烏頭湯，大烏頭煎
　　　丸剤：赤石脂丸，赤丸

烏梅　　うばい（梅実）

《本経中》
味酸平。生川谷。下気。除熱煩満。安心。肢体痛。偏枯不仁死肌。去青黒誌悪疾。

《別録中》
無毒。止下痢，好唾，口乾。生漢中，五月採，火乾。

効能：その酸味による収斂作用であり，渋腸止瀉，安蛔・胆敛・守胃作用がある。『傷寒』『金匱』においては唯一烏梅丸のみに使用される。生薬のなかで本当に酸味の強い数少ないものの１つではあるが，炒炭するために酸味に加えて焦げ臭い香りがあり，煎薬としては，味がまずく服用しづらい。したがって筆者も煎薬としてはほとんど使

用しない。

古来ほとんど丸薬で使用されるが,『温病条弁』(清・呉鞠通)において連梅湯(黄連二銭,烏梅三銭,麦門三銭,生地三銭,阿膠二銭),椒梅湯(黄連二銭,黄芩二銭,乾姜二銭,白芍三銭,川椒三銭,人参二銭,烏梅三銭,枳実一銭五分,半夏二銭)などに湯液で使用している。ただしこれらの処方は非常に味が悪く,非常に服用しづらい処方である。

作用する場所:胆,胃,小大腸
処方:烏梅丸

禹余糧　うよりょう

《本経上》
味甘寒。生池沢。治咳逆寒熱煩満。下利赤白。血閉癥瘕大熱。錬餌服之。不飢軽身延年。

《別録上》
平,無毒。主治小腹痛結煩疼。一名白余糧。生東海及山島中,或池沢中。

効能:①渋腸止瀉
　　　②止血
作用する場所:小腸,大腸,絡脈
処方:赤石脂禹余糧湯
参考:『傷寒論』159条に,中焦に問題があって下痢すれば理中湯(そのなかで主として利湿するのは白朮),下焦に問題があれば重墜の品である禹余糧をもってしてはじめて下焦を治すことができるとある。

黄耆　おうぎ

《本経中》
一名戴糝。味甘微温。生山谷。治癰疽久敗瘡。排膿止痛。大風癩疾。五痔鼠瘻。補虚。小児百病。

《別録中》
無毒。主治婦人子蔵風邪気，逐五蔵間悪血，補丈夫虚損，五労羸痩，止渇，腹痛洩利，益気，利陰気。生白水者冷，補。其茎，葉，治渇及筋攣，癰腫，疽瘡。一名戴椹，一名独椹，一名芰草，一名蜀脂，一名百本。生蜀郡，白水，漢中。二月，十月採，陰乾。悪亀甲。

効能：①肺気を補い肺の宣散作用を高める。虚証に使用する麻黄と考えると良い。
　　　②①の結果，脈中の血，脈外の気を補い推進する。
　　　　『本経』"治癰疽久敗瘡"，"排膿止痛"
　　　③①の結果，胃，小腸の気を引き上げる。
　　　　『別録』"腹痛洩利"
　　　④①の結果，防已，白朮などと合わせて利水する。
　　　⑤①の結果，皮の衛気を補う。
　　　⑥①の結果，胃の気津を肺→心に運び生血する。
作用する場所：主として肺，その結果作用は多方面に及ぶ。

処方：黄耆建中湯　　　　　　①②⑤⑥の作用
　　　桂枝加黄耆湯　　　　　①②③⑤⑥の作用
　　　黄耆桂枝五物湯　　　　①②③⑤の作用
　　　黄耆芍薬桂枝苦酒湯　　①②③の作用
　　　防已黄耆湯　　　　　　①④の作用
　　　防已茯苓湯　　　　　　①④の作用

| 烏頭湯 | ①②の作用 |
| 三黄湯（千金） | ①②の作用 |

黄耆と人参の効能の違いについて

　人参の作用は守胃が主で，その結果として"気"を貯蓄する。気の消耗を避けることにより，最終的には益気することになる。

　一方，黄耆の作用は胃気を全身に供給するのが主であり，陽気が極度に衰えたものには良くない。四逆湯類に人参を加味した処方はあるが黄耆を加味した処方はないことをみれば理解されよう。人参を投与する"虚"と黄耆を投与する"虚"は異なっていることを認識する必要がある。

　黄耆＋生姜：胃気を肺の宣散を通じて全身に供給する
　人参＋甘草：守胃し，胃気の消耗を避け，むしろ貯蓄する
参考：まれに黄耆の副作用として，皮疹が出現することがある。晋黄耆よりは綿黄耆の方が，その確率は高い。

黄芩　おうごん

《本経中》
一名腐腸。味苦平。生川谷。治諸熱黄疸。腸澼泄利。逐水下血閉。悪瘡疽蝕火瘍。

《別録中》
大寒，無毒。主治痰熱，胃中熱，小腹絞痛，消穀，利小腸，女子血閉，淋露，下血，小児腹痛。一名空腸，一名内虚，一名黄文，一名経芩，一名妬婦。其子，主腸澼膿血。生秭帰及宛朐。三月三日採根，陰乾。
得厚朴，黄連止腹痛。得五味子，牡蒙，牡蠣令人有子。得黄耆，白斂，赤小豆鼠瘻。

山茱萸，竜骨為之使，悪葱実，畏丹参，牡丹，藜蘆。

効能：肺，胆，膈，小腸および腠理の熱を清す。

参考：小柴胡湯の条文に寒熱し，月経停止するものを「熱入血室」とあるが，これは膈熱が血室に及んだものと考える。したがって黄芩は直接血室に作用するわけではない。

作用する場所：肺，胆，膈，小腸，腠理

処方：黄芩湯，黄芩加半夏生姜湯，黄芩湯（外台），黄土湯，黄連阿膠湯，葛根黄連黄芩湯，乾姜黄連黄芩人参湯，甘草瀉心湯，柴胡加芒硝湯，柴胡加竜骨牡蠣湯，柴胡去半夏加栝楼湯，柴胡桂枝湯，柴胡桂枝乾姜湯，三黄湯（千金），三物黄芩湯（千金），瀉心湯，生姜瀉心湯，小柴胡湯，大柴胡湯，沢漆湯，当帰散，半夏瀉心湯，附子瀉心湯，奔豚湯，麻黄升麻湯

丸剤：大黄䗪虫丸，鼈甲煎丸

散剤：侯氏黒散，王不留行散

参考：稀に黄芩の副作用として，発熱，肝障害あるいは間質性肺炎を来すことがあるので注意が必要である。小柴胡湯による間質性肺炎は，全例が高齢者であり，とりわけ，HCV陽性で，投与前より肺に間質性変化を有していた人に多い。このような患者に黄芩を投与する場合，特に注意を要する。

黄柏　おうばく（檗木）

《本経中》

一名檀桓。味苦寒。生山谷。治五蔵腸胃中結気熱。黄疸腸痔。止泄利。女子漏下赤白。陰陽蝕瘡。

《別録中》
無毒。主治驚気在皮間，肌膚熱赤起，目熱赤痛，口瘡。久服通神。根，名檀桓，治心腹百病，安魂魄，不飢渇。久服軽身，延年通神。生漢中及永昌。悪乾漆。

効能：清熱燥湿
作用する場所：腎，膀胱，小腸，肌，皮
　　皮に対する清熱燥湿作用は，主として後通の衛気の支配域に対して発揮される。
　　また小腸に対して清熱燥湿作用があり，その結果，黄疸を治す。
処方：梔子柏皮湯，白頭翁湯，白頭翁加甘草阿膠湯，大黄消石湯
　　　丸剤：烏梅丸

王不留行　おうふるぎょう

《本経上》
味苦平。生山谷。治金創。止血逐痛。出刺。除風痺内寒。久服軽身耐老増寿。

《別録上》
味甘，平，無毒。止心煩，鼻衄，癰疽，悪瘡，瘻乳，婦人難産。生太山。
二月，八月採。

効能：治金創，通利血脈，止血止痛，他に通乳通淋
作用する場所：血脈，血室，膀胱
処方：散剤：王不留行散

13

黄連　おうれん

《本経中》
一名王連。味苦寒。生川谷。治熱気。目痛皆傷泣出。明目。腸澼腹痛下利。婦人陰中腫痛。久服令人不忘。

《別録中》
微寒，無毒。主治五蔵冷熱，久下洩澼，膿血，止消渇，大驚，除水，利骨，調胃，厚腸，益胆，治口瘡。生巫陽及蜀郡，泰山。二月，八月採。黄芩，竜骨，理石為之使，悪菊花，芫花，玄参，白鮮，畏款冬，勝烏頭，解巴豆毒。

効能：清熱，下気，止瀉，涼血
作用する場所：心，心包，胸，心下，胃，小腸，大腸，皮，肌，肉
参考：『傷寒論』では1両から4両の使用である。
　　　1両のものは，その苦味による下気の作用が中心となる。
　　　3～4両のものは清熱，涼血作用を発揮する。
　　　胸，膈，心下の気の昇降を調節するときは，黄連に桂皮を配合する。黄連湯において，その原型が示されている。
処方：黄連1両：甘草瀉心湯，瀉心湯，小陥胸湯，生姜瀉心湯，大黄黄連瀉心湯，半夏瀉心湯，附子瀉心湯
　　　黄連3両：黄連湯，葛根黄連黄芩湯，乾姜黄連黄芩人参湯，白頭翁湯，白頭翁加甘草阿膠湯
　　　黄連4両：黄連阿膠湯
　　　その他：烏梅丸

薤白　がいはく（薤がい）

《本経中》
味辛，温。主金瘡瘡敗，軽身不飢耐老，生平沢。

《別録中》
味苦，無毒。帰骨，菜芝也。除寒熱，去水気，温中，散結，利病人。諸瘡中風寒水腫以塗之。生魯山。

効能：①胸気を通じ散結する。
　　　②脈外の気を推進する。
　　　『本経』の"主金瘡瘡敗"より薤白は血分に対して効を発揮する。これは直接血脈を推進するというよりは脈外の気を推進し，その結果血脈を推進すると考える。
作用する場所：胸，心，心包，脈外の気
処方：枳実薤白桂枝湯，栝楼薤白白酒湯，栝楼薤白半夏湯

艾葉　がいよう

《別録中》
味苦，微温，無毒。主灸百病，可作煎，止下痢，吐血，下部䘌瘡，婦人漏血，利陰気，生肌肉，辟風寒，使人有子。一名冰台，一名医草。生田野。三月三日採，暴乾。作煎，勿令見風。

効能：止血
作用する場所：血脈中

処方：芎帰膠艾湯，柏葉湯

訶子　かし（訶梨勒）

《新修本草》（唐）
味苦，温，無毒。主冷気，心腹脹満，下宿物。生交州，愛州。

効能：①渋腸止瀉
　　　②斂肺下気　開音（嗄声，失音に対して）
　　　　気を泄し止痢する。
作用する場所：腸，肺
処方：散剤：訶梨勒散
　　　丸剤：長服訶梨勒丸

葛根　かっこん

《本経中》
一名鶏斉根。味甘平。生川谷。治消渇。身大熱。嘔吐諸痺。起陰気。解諸毒。葛穀治下利十歳已上。

《別録中》
無毒。主治傷寒中風頭痛，解肌発表出汗，開腠理，療金瘡，止痛，脇風痛。生根汁，大寒，治消渇，傷寒壮熱。白葛，燒以粉瘡，止痛断血。葉，主金瘡，止血。花，主消酒。一名鹿藿，一名黄斤。生汶山。五月採根，暴乾。殺野葛，巴豆，百薬毒。

16

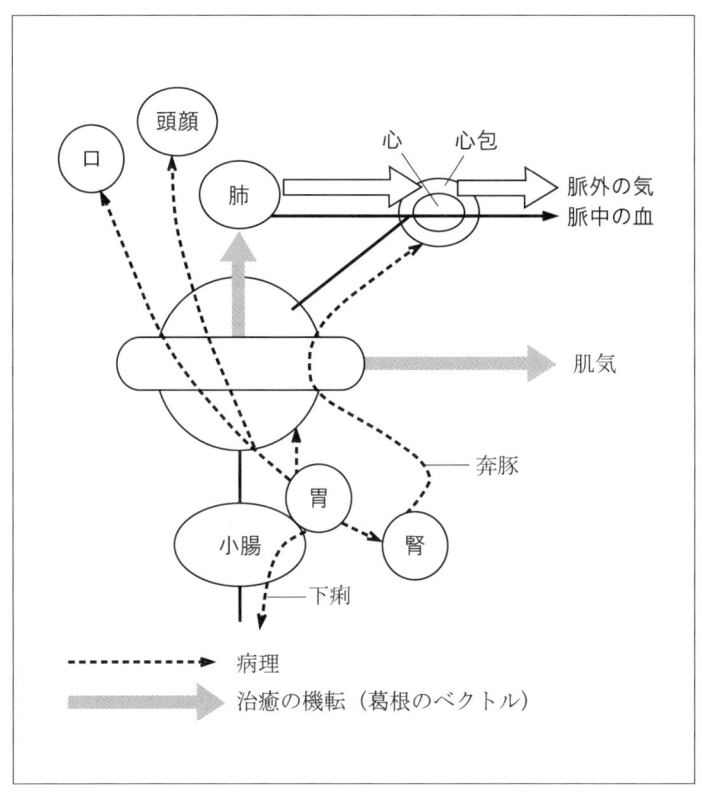

効能：①胃津を生じさせる。その胃津を肌気中の津，脈外の気中の津に供給し，肌，肉，筋を潤す。
　　　『本経』"治消渇""起陰気"
　　②胃の気津を胃→肌→腠理，胃→脈外の気→腠理へと外達させ肌，肉，筋に存在する邪及び熱を去る。
　　　『本経』"治身大熱""治諸痺"
　　　『別録』"主治傷寒中風""解肌発表出汗""開腠理"
　　③胃の気津を急速に肌に外達し，また同時に肺，心，心包の方向に引き上げる。その結果，下痢を治す。
　　　また胃気の過剰な腎への供給による奔豚や胃気の直達路の過剰な上昇，あるいは胃気の上逆を治す。

『本経』"治嘔吐",『本経』"葛穀治下利十歳已上"
④膈の出入の円滑化。
『別録』"治脇風痛"
栝楼根と同様,膈の出入調整の作用を有す。胃津を胃→心下→前下膈→肌へと外達することにより前下膈を潤し膈の出入をスムーズにする。
⑤胃の気津を脈中の血に供給する。その結果,通絡作用を発揮する。
『本経』"主諸痺",『別録』"治金瘡,止痛"
⑥催乳作用
⑤の作用の途中で催乳作用を発揮する。

作用する場所：主たる作用場所は胃であり,しかもその強い上・外方へのベクトル性でもって結果的には全身に作用する。
　　　　胃，膈，心，心包，小腸，肌，肉，筋，血脈

処方：葛根黄芩黄連湯　　　　　③②の作用
　　　葛根湯，葛根加半夏湯　　①②の作用
　　　桂枝加葛根湯　　　　　　①②の作用
　　　竹葉湯　　　　　　　　　②の作用
　　　奔豚湯　　　　　　　　　③②の作用

滑石　かっせき

《本経上》
味甘寒。生山谷。治身熱泄澼。女子乳難。癃閉。利小便。蕩胃中積聚寒熱。益精気。久服軽身耐飢長年。

《別録上》
大寒，無毒。通九竅，六府，津液，去留結，止渇，令人利中。一名液石，一名共石，一名脱石，一名番石。生赭陽。及太山之陰，

或掖北白山，或巻山。採無時。石韋為之使。悪曾青。

効能：利水，清熱，通淋，止瀉
作用する場所：皮，肌，肉，小腸，大腸，膀胱
処方：滑石代赭湯，猪苓湯，百合滑石散，風引湯
　　　散剤：滑石白魚散，蒲灰散

瓜蒂　かてい

《本経上》
味苦寒。生平沢。治大水身面四肢浮腫。下水。殺蠱毒。咳逆上気。食諸果不消。病在胸腹中。皆吐下之。

《別録下》
有毒。去鼻中息肉，治黄疸。其花，主心痛，咳逆。生嵩高。七月七日採，陰乾。

効能：催吐，去湿熱，退黄
作用する場所：胃，胸，小腸
処方：一物瓜蒂湯（退黄）
　　　散剤：瓜蒂散（催吐）

栝楼　かろ

《本経中》
一名地楼。味苦寒。生川谷。治消渇。身熱煩満。大熱。補虚安中。続絶傷。

《別録中》
栝楼根：無毒。主除腸胃中痼熱，八疸，身面黄，唇乾口燥，短気，通月水，止小便利，一名果蠃，一名天瓜，一名沢姑。
実：一名黄瓜，治胸痺，悦沢人面。茎葉，治中熱傷暑。生弘農及山陰地。入土，深者良。生鹵地者有毒。二月，八月採根，暴乾，三十日成。
枸杞為之使，悪乾姜，畏牛膝，乾漆，反烏頭。

栝楼根
効能：①生津清熱（清熱作用は弱い）
　　　②胃の津液を増やした結果，肺・胃を潤す。
　　　③前下膈を潤し胃→心下→下膈→肌の出入をスムーズにする。
　　　　その結果，胃津が肌に供給されやすくなる。（出）
　　　　また肌湿の還流がスムーズになる。（入）
　　　　結果，下膈の扉の開閉をスムーズにする。
　　　④上膈（後）から特に下方に後通の衛気を出しやすくする。
作用する場所：胃（生津）
　　　　　　　膈（出入調整）

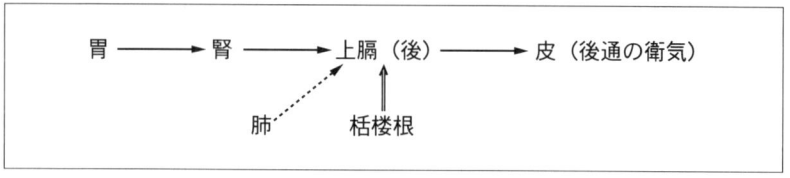

参考：栝楼根，葛根ともに生津作用がある。しかし栝楼根は膈の扉をスムーズにすることで他の場所を潤し，葛根は自らのベクトル性で胃津を他の場所に運ぶ。

処方：栝楼根4両：柴胡桂枝乾姜湯　　　①〜④の作用
　　　栝楼根2両：栝楼桂枝湯　　　　　①③の作用
　　　栝楼根4両：柴胡去半夏加栝楼湯　①〜④の作用
　　　散剤：牡蠣沢瀉散　　　　　　　　③の作用
　　　　　　栝楼牡蠣散　　　　　　　　③④の作用
　　　丸剤：栝楼瞿麦丸　　　　　　　　③の作用

栝楼実

効能：①清熱化痰
　　　②寛胸降濁
　　　③消腫散結
　　　④潤腸

　　　小陥胸湯，栝楼薤白半夏湯などにおいては胸中の"熱痰"を栝楼実で"飲"にまで溶かし，その"飲"を半夏で"湿"の状態にまで溶かし生体の側が処理しやすくする。

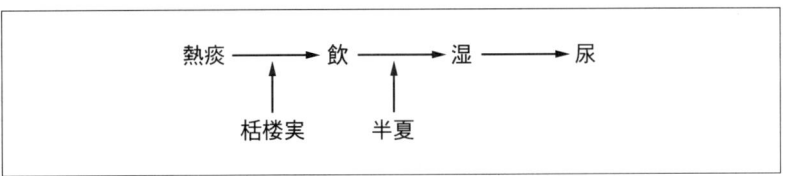

　　　栝楼仁でも代用可能である。

作用する場所：肺，胸，膈，心下，心包，小腸を主として全身に作用する。

処方：小陥胸湯　　①②③の作用
　　　栝楼薤白白酒湯，栝楼薤白半夏湯，枳実薤白桂枝湯　①②③の作用

乾姜　かんきょう

《本経中》
味辛温。生川谷。治胸満咳逆上気。温中止血出汗。逐風湿痺。腸澼下利。生者尤良。久服去臭気。通神明。

《別録中》
大熱，無毒。主治寒冷腹痛，中悪，霍乱，脹満，風邪諸毒，皮膚間結気，止唾血。

効能：①胃，小腸，肺，肌，皮（前通の衛気の支配域）を温める。
　　　②胃気を鼓舞する。
　　　③胃気を全身に供給する。
　　　④飲をさばく。
参考：甘草乾姜茯苓白朮湯に"腎着""腰以下冷痛""小便自利，飲食如故""病属下焦"とあるが，これは条文によると，労働をして汗をかき，濡れたままの服を着ていたとき，寒湿が肌肉に侵入し，腰や下半身へ滞ったものである。腰は，腎の外府に属すので"腎着""病属下焦"とされるが，腎の臓そのものに病機があるのではない。水湿は既に胃にはないので"飲食如故"となるが，本は胃寒にあるので乾姜を大量に用いる。一般に，胃の気化の及ぶ範囲は広く，水の輸布が傷害されているとき，必ずしも食物の受納が障害されるとは限らない。しかし，水の輸布，食物の受納，いずれも胃の作用によるので，それが寒飲により障害されていれば，乾姜を用いる。それゆえ"飲食如故"は，必ずしも胃に障害がないことの証拠にはならない。

作用する場所：主として胃，心下
処方：黄芩湯（外台），黄連湯，乾姜黄連黄芩人参湯，乾姜附子湯，甘草乾姜湯，甘草乾姜茯苓白朮湯，甘草瀉心湯，桂枝人参湯，桂苓五味甘草去桂加姜辛夏湯，厚朴麻黄湯，柴胡桂枝乾姜湯，四逆湯，四逆

加人参湯，梔子乾姜湯，生姜瀉心湯，小青竜湯，小青竜湯加石膏湯，続命湯（古今録験），大建中湯，通脈四逆湯，通脈四逆加猪胆湯，桃花湯，人参湯，白通湯，白通湯加猪胆汁湯，柏葉湯，半夏瀉心湯，風引湯，茯甘姜味辛夏仁黄湯，茯苓甘草五味姜辛夏仁湯，茯苓四逆湯，麻黄升麻湯，苓甘五味姜辛湯

散剤：王不留行散，侯氏黒散，紫石寒食散，半夏乾姜散

丸剤：烏梅丸，乾姜人参半夏丸，九痛丸，三物備急丸，赤石脂丸，薯蕷丸，鼈甲煎丸，理中丸

生姜　　しょうきょう

《別録中》
味辛，微温。主治傷寒頭痛，鼻塞，咳逆上気，止嘔吐。生犍為及荊州，揚州。九月採。
秦椒為之使，殺半夏，莨菪毒。悪黄芩，天鼠尿。

効能：①胃気を鼓舞し五臓六腑，全身に供給する。

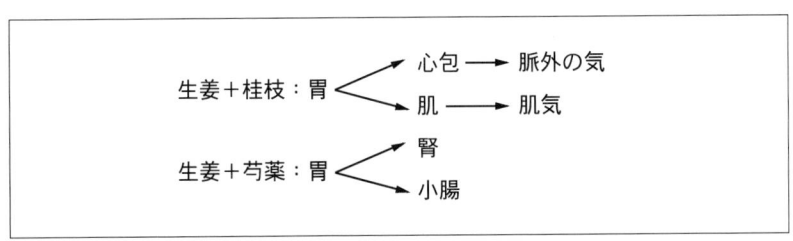

②胃・心下の飲をさばく。
③多量の生姜は止吐作用を発揮する。

作用する場所：主として胃・心下
処方：烏頭桂枝湯，温経湯，越婢加朮湯（千金），越婢加半夏湯，越婢湯，

黄耆桂枝五物湯、黄耆建中湯、黄芩加半夏生姜湯、葛根湯、葛根加半夏湯、栝楼桂枝湯、橘皮枳実生姜湯、橘皮湯、橘皮竹茹湯、桂枝湯、桂枝加黄耆湯、桂枝加葛根湯、桂枝加桂湯、桂枝加厚朴杏子湯、桂枝加芍薬湯、桂枝加芍薬生姜各一両人参三両新加湯、桂枝加大黄湯、桂枝加附子湯、桂枝加竜骨牡蠣湯、桂枝去芍加白朮湯、桂枝去桂加茯苓白朮湯、桂枝去芍薬湯、桂枝去芍薬加蜀漆竜骨牡蠣救逆湯、桂枝去芍薬加皀莢湯（千金）、桂枝去芍薬加附子湯、桂枝去芍薬加麻黄細辛附子湯、桂枝芍薬知母湯、桂枝生姜枳実湯、桂枝附子湯、桂枝二越婢一湯、桂枝二麻黄一湯、桂枝麻黄各半湯、厚朴生姜甘草半夏人参湯、呉茱萸湯、厚朴七物湯、柴胡加芒硝湯、柴胡加竜骨牡蠣湯、柴胡去半夏加栝楼湯、柴胡桂枝湯、酸棗仁湯、四時加減柴胡飲子、梔子生姜豉湯、炙甘草湯、朮附湯（近効方）、生姜甘草湯（千金）、生姜瀉心湯、生姜半夏湯、小建中湯、小柴胡湯、小半夏湯、小半夏加茯苓湯、真武湯、旋覆代赭湯、大青竜湯、大柴胡湯、沢漆湯、竹葉湯、当帰四逆加呉茱萸生姜湯、当帰生姜羊肉湯、当帰建中湯（千金）、排膿湯、半夏厚朴湯、白朮附子湯、茯苓甘草湯、茯苓飲（外台）、茯苓沢瀉湯、文蛤湯、防已黄耆湯、奔豚湯、麻黄連軺赤小豆湯、射干麻黄湯

参考：乾姜を参照。

寒水石　かんすいせき（凝水石 ぎょうすいせき）

《本経中》
一名白水石。味辛寒。生山谷。治身熱。腹中積聚邪気。皮中如火焼爛煩満。水飲之。久服不飢。

《別録中》
味甘、大寒、無毒。主除時気熱盛。五蔵伏熱、胃中熱、煩満、口渇、水腫、少腹痺。一名寒水石、一名凌水石。色如雲母、可折者

良，塩之精也。生常山山谷又中水県及邯鄲。解巴豆毒，畏地楡。

効能：清熱，除煩
作用する場所：肺，胃，腎
処方：風引湯

甘草　かんぞう

《本経上》
味甘平。生川谷。治五蔵六府寒熱邪気。堅筋骨。長肌肉倍力。金創𦜆。解毒。久服軽身延年。

《別録上》
無毒。主温中，下気，煩満，短気，傷蔵，咳嗽，止渇，通経脈，利血気，解百薬毒，為九土之精，安和七十二種石，一千二百種草。一名蜜甘，一名美草，一名蜜草，一名蕗草。生河西積沙山及上郡。二月，八月除日採根，暴乾，十日成。
朮，乾漆，苦参為之使，悪遠志，反大戟，芫花，甘遂，海藻四物。

効能：①主な作用は補胃気と守胃気である。
　　　②4両以上（かなり多め）使うと，生津作用が発揮される。
　　　③解毒
　　　④諸薬を和す作用。
作用する場所：主として胃
処方：烏頭桂枝湯，烏頭湯，温経湯，越婢湯，越婢加朮湯（千金），越婢加半夏湯，黄耆建中湯，黄芩湯，黄芩加半夏生姜湯，黄土湯，黄連湯，葛根湯，葛根加半夏湯，葛根黄連黄芩湯，栝楼桂枝湯，還魂湯，甘草湯，甘草乾姜湯，甘草乾姜茯苓白朮湯，甘草瀉心湯，甘草小麦

25

大棗湯，甘草附子湯，甘草粉蜜湯，甘草麻黄湯，甘遂半夏湯，桔梗湯，橘皮竹茹湯，芎帰膠艾湯，桂枝湯，桂枝加黄耆湯，桂枝加葛根湯，桂枝加桂湯，桂枝加厚朴杏子湯，桂枝加芍薬湯，桂枝加芍薬生姜人参新加湯，桂枝加大黄湯，桂枝加附子湯，桂枝加竜骨牡蠣湯，桂枝去桂加茯苓白朮湯，桂枝去芍薬湯，桂枝去芍薬加蜀漆竜骨牡蠣救逆湯，桂枝去芍薬加皂莢湯，桂枝去芍薬加附子湯，桂枝去芍薬加麻黄細辛附子湯，桂枝甘草湯，桂枝甘草竜骨牡蠣湯，桂枝芍薬知母湯，桂枝二越婢一湯，桂枝二麻黄一湯，桂枝人参湯，桂枝附子湯，桂枝附子去桂加白朮湯，桂枝麻黄各半湯，桂苓五味甘草湯，桂苓五味甘草去桂加姜辛夏湯，厚朴七物湯，厚朴生姜甘草半夏人参湯，柴胡加芒硝湯，柴胡去半夏加栝楼湯，柴胡桂枝湯，柴胡桂枝乾姜湯，酸棗仁湯，四逆湯，四逆加人参湯，梔子甘草豉湯，梔子柏皮湯，紫参湯，炙甘草湯，芍薬甘草湯，芍薬甘草附子湯，朮附湯（近効方），生姜甘草湯（千金），生姜瀉心湯，小建中湯，小柴胡湯，小青竜湯，小青竜加石膏湯，升麻鼈甲湯，旋覆花代赭石湯，続命湯（古今録験），大黄甘草湯，大青竜湯，沢漆湯，竹葉湯，竹葉石膏湯，調胃承気湯，通脈四逆湯，通脈四逆加猪胆汁湯，桃核承気湯，当帰建中湯（千金），当帰四逆湯，当帰四逆加呉茱萸生姜湯，人参湯，排膿湯，白頭翁加甘草阿膠湯，麦門冬湯，半夏散及湯，半夏瀉心湯，白朮附子湯，白虎湯，白虎加桂枝湯，白虎加人参湯，風引湯，茯苓甘草湯，茯苓桂枝甘草大棗湯，茯苓桂枝白朮甘草湯，茯苓杏仁甘草湯，茯苓四逆湯，茯苓沢瀉湯，附子硬米湯，文蛤湯，防已黄耆湯，防已地黄湯，防已茯苓湯，牡蠣湯（外台），奔豚湯，麻黄湯，麻黄加朮湯，麻黄杏仁甘草石膏湯，麻黄杏仁薏苡甘草湯，麻黄升麻湯，麻黄附子湯，麻黄附子甘草湯，麻黄連軺赤小豆湯，苓甘姜味辛夏仁黄湯，苓甘五味姜辛夏仁湯，苓甘五味姜辛湯

散剤：王不留行散，四逆散

丸剤：薯蕷丸，大黄䗪虫丸，竹皮大丸，理中丸

甘遂　かんつい

《本経下》
一名主田。味苦寒。生川谷。治大腹疝瘕腹満。面目浮腫留飲宿食。破癥堅積聚。利水穀道。

《別録下》
味甘，大寒，有毒。主下五水，散膀胱留熱，皮中痞，熱気腫満。一名甘藁，一名陵藁，一名陵沢，一名重沢。生中山。二月採根，陰乾。
瓜蔕為之使，悪遠志，反甘草。

効能：峻下逐水，逐痰
　　　　強力な利水作用，瀉下作用（激しい下痢）のほか，カプセライズされた空間内の湿，飲，痰を去る。たとえば，心嚢に水の溜まる心タンポナーデ等に有効なこともある。
作用する場所：主として胸，心下。（他の場所においてもカプセライズされたなかの水飲を去ることができる）
処方：大黄甘遂湯，甘遂半夏湯，十棗湯，大陥胸湯
丸剤：大陥胸丸
参考：甘遂の末を使用するほうが，湯液として煎じるより作用は激しい。
　　　末：一銭匕（約1g）
　　　湯：二両（約30g）

款冬花　かんとうか（款冬）

《本経下》
一名橐吾。一名顆東。一名虎須。一名菟奚。味辛温。生山谷。治咳逆上気。善喘喉痺。諸驚癇。寒熱邪気。

《別録下》
味甘，無毒。主消渇，喘息呼吸。一名氐冬。生常山及上党水傍。十一月採花，陰乾。
杏人為之使，得紫苑良，悪皂莢，消石，玄参，畏貝母，辛夷，麻黄，黄耆，黄芩，黄連，青葙。

効能：止咳，下気，消痰
作用する場所：肺，喉
処方：射干麻黄湯

桔梗　ききょう

《本経中》
味辛微温。生山谷。治胸脇痛如刀刺。腹満腸鳴幽幽。驚恐悸気。

《別録中》
味苦，有小毒。主利五蔵腸胃，補血気，除寒熱風痺，温中，消穀，治喉咽痛，下蠱毒。一名利如，一名房図，一名白薬，一名梗草，一名薺苨。生嵩高及冤句。二，八月採根，暴乾。
節皮為之使，得牡蠣，遠志治恚怒，得消石，石膏治傷寒。畏白及，

竜眼，竜胆。

効能：化痰，排膿，消腫，治咽喉痛，昇提
作用する場所：肺，咽，喉，胸，肌，肉
参考：『傷寒論』141条「白散」"寒実結胸"，および『金匱』肺痿肺癰咳嗽上気病脈証併治第七「桔梗湯」"咳而胸満，振寒，脈数，咽乾不渇，時出濁唾腥臭，久久吐膿如米粥者"より，桔梗は化痰作用を有していると考えられる。
　　『傷寒論』31条「桔梗湯」"咽痛者"より桔梗は治咽痛作用を有す。
　　『金匱』瘡癰腸癰浸淫病脈証併治第十八「排膿散」「排膿湯」より桔梗は排膿消腫作用を有す。
処方：桔梗湯，竹葉湯，排膿湯
　　　散剤：侯氏黒散，排膿散，白散（桔梗白散）
　　　丸剤：薯蕷丸

菊花　きくか

《本経上》
一名節華。味苦平。生川沢。治風頭。頭眩腫痛。目欲脱。涙出。皮膚死肌悪風湿痺。久服利血気。軽身耐老延年。

《別録上》
味甘，無毒。主治腰痛去来陶陶，除胸中煩熱，安腸胃，利五脈，調四肢。一名日精，一名女節，一名女華，一名女茎，一名更生，一名周盈，一名傅延年，一名陰成。生雍州及田野。正月採根，三月採葉，五月採茎，九月採花，十一月採実，皆陰乾。
朮枸杞根，桑根白皮為之使。

効能：①風熱を散じる。
　　　②内風を治す。
　　　③明目。
作用する場所：鼻，咽喉，頭顔部，目
処方：散剤：侯氏黒散

枳実　きじつ

《本経中》
味苦寒。生川沢。治大風在皮膚中如麻豆苦痒。除寒熱熱結。止利。長肌肉。利五蔵。益気軽身。

《別録中》
味酸，微寒，無毒。主除胸脇淡癖，逐停水，破結実，消脹満，心下急，痞痛，逆気，脇風痛，安胃気，止溏洩，明目。生河内。九月，十月採，陰乾。

効能：①破気，行気，下気，化痰
　　　②脈外の気を絡から肝心の方向に還流する。（排膿散，枳実芍薬散）
　　　③膈の出入の"入"を主る。（四逆散，大柴胡湯）
　　　④心下の昇降出入の"降・入"を主る。その結果，利水作用を発揮する。（枳朮湯）
作用する場所：胸，膈，心下，胃，大小腸，脈外の気，皮，肌，肉
参考：①枳実と枳殻について
　　　　ミカン科の果実で，本来6〜7月に自然落下したもので小さいものを枳実，9月に採取した大きいものを枳殻という。宋代の『開宝本草』に大小を分け，枳実，枳殻にしたのが始まりといわれている。現在は8月頃採取して直径が3〜3.5cmくらいのものを枳実とし，

4.5～5.5cm位のものを枳殻としている。小さいものほどナリンギン，ヘスペリジンなどの含有量が多いとされる。

②破気作用について

破気作用とは決して正気を破るの意ではなく，留気，気塞，気痞などの一種カプセライズされた空間に気滞しているものを治す作用をいう。これが厚朴と異なる点である。中薬学の本では枳実は"薬力が猛烈"で枳殻は"緩和"といわれる。しかしわれわれは枳実を30gくらいは普通に処方するが，その"猛烈"な作用はいまだ経験したことがない。

処方：梔子厚朴湯，枳実梔子湯，梔子大黄湯，大柴胡湯，大承気湯，小承気湯，厚朴七物湯，厚朴三物湯，厚朴大黄湯，枳朮湯，枳実薤白桂枝湯，橘皮枳実生姜湯，桂皮生姜枳実湯

散剤：茯苓飲（外台），枳実芍薬散，四逆散，排膿散

丸剤：麻子仁丸

橘皮　きっぴ（橘柚）

《本経上》

一名橘皮。味辛温。生川谷。治胸中瘕熱気。利水穀。久服去臭下気。通神。

《別録上》

無毒。主下気，止嘔咳，除膀胱留熱，下停水，五淋，利小便，主脾，不能消穀，気衝胸中，吐逆，霍乱，止洩，去寸白。軽身長年。生南山，生江南。十月採。

効能：行気，下気，消穀，開胃，化飲

作用する場所：胃，胸，心下

処方：橘皮枳実生姜湯，橘皮竹茹湯，四時加減柴胡飲子，茯苓飲，橘皮湯
　　　丸剤：訶梨勒丸
参考：『古方薬議』（浅田宗伯）に"陳皮の陳は原と青皮に対して而して言うを譬へば陳人の陳の如し，すなわち熟成の義にして旧古の謂に非ざるなり，医宜しく新黄熟成，芳馨烈の者を選んで而して用ふべし"とあるが，われわれもこの説を支持する。

杏仁　きょうにん（杏核 きょうかく）

《本経下》
味甘温。生川谷。治咳逆上気。雷鳴喉痺。下気。産乳金創。寒心賁豚。

《別録下》
味苦，冷利，有毒。主治驚癇，心下煩熱，風気去來，時行頭痛，解肌，消心下急，殺狗毒。一名杏子。五月採。其両人者殺人，可以毒狗。花，味苦，無毒。主補不足，女子傷中，寒熱痺，厥逆。実，味酸，不可多食，傷筋骨。生晋山。得火良，悪黄耆，黄芩，葛根，解錫毒，畏蘘草。

効能：①下気（粛降）
　　1　肺から心下への第1粛降をバックアップする。（麻黄湯，麻杏甘石湯）
　　2　皮－腠理－肌への粛降を行う。（麻黄加朮湯，麻杏薏甘湯）
　　　その結果，肌の還流を高め肌，肉中の湿を除く。
　　②潤腸（麻子仁丸）
作用する場所：肺，大腸，腠理
処方：還魂湯，桂枝加厚朴杏子湯，桂枝二麻黄一湯，桂枝麻黄各半湯，厚

マクロの粛降
肺
杏仁
胸
膈
心下

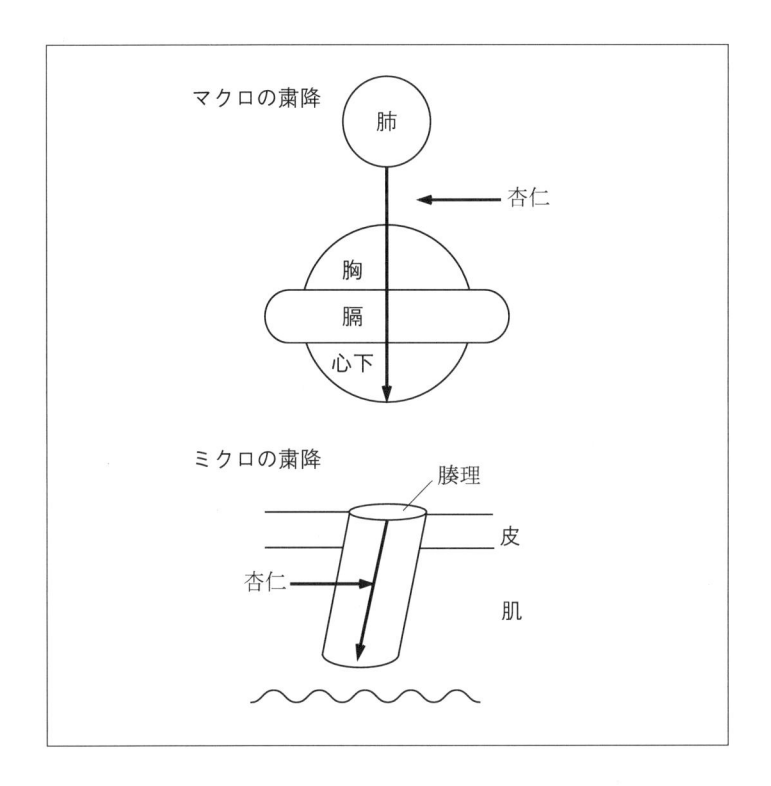

ミクロの粛降
腠理
皮
杏仁
肌

朴麻黄湯，走馬湯（外台），続命湯（古今録験），大青竜湯，苓甘姜味辛夏仁黄湯，茯苓甘草五味姜辛夏仁湯，茯苓杏仁甘草湯，文蛤湯，麻黄杏仁甘草石膏湯，麻黄杏仁薏苡甘草湯，麻黄湯，麻黄加朮湯，麻黄連軺赤小豆湯

丸剤：薯蕷丸，大黄䗪虫丸，大陥胸丸，礬石丸，麻子仁丸

苦酒　くしゅ（醋）

《別録下》
味酸，温，無毒。主消癰腫，散水気。殺邪毒。

効能：利水，消腫
作用する場所：咽，肌
処方：黄耆芍薬桂枝苦酒湯，苦酒湯
　　丸剤：烏梅丸

苦参　くじん

《本経中》
一名水槐。一名苦䑛。味苦寒。生山谷。治心腹結気。癥瘕積聚。黄疸。溺有余瀝。逐水。除癰腫。補中。明目止涙。

《別録中》
無毒。養肝胆気，安五蔵，定志益精，利九竅，除伏熱腸澼，止渇，醒酒，小便黄赤，治悪瘡，下部䘌瘡，平胃気，令人嗜食，軽身。一名地槐，一名菟槐，一名驕槐，一名白茎，一名虎麻，一名岑茎，一名禄白，一名陵郎。生汝南及田野。三月，八月採根，暴乾。玄参為之便，悪貝母，漏蘆，菟糸，反藜蘆。

参考：竜胆
　りゅうたん

　『本経』味苦寒。治骨間寒熱。驚癇邪気。続絶傷定五蔵。殺虫蠱毒。久服益智不忘。軽身耐老。
　『別録』大寒無毒。主除胃中伏熱，時気温熱，熱洩下痢，去腸中小蠱益肝胆気，止驚惕。生斉惕及宛朐。二月，八月，十一月，十二月採根，陰乾

効能：清熱燥湿
　その効能は黄柏，竜胆に近い。
作用する場所：皮，肌，大腸，小腸，腎，膀胱

処方：苦参湯，三物黄芩湯（千金）
　　丸剤：当帰貝母苦参丸

瞿麦　くばく

《本経中》
一名巨句麦。味苦寒。生川谷。治関格諸癃結。小便不通。出刺決癰腫。明目去翳。破胎堕子。下閉血。

《別録中》
味辛，無毒。主養腎気，逐膀胱邪逆，止霍乱，長毛髪。一名大菊，一名大蘭。生泰山。立秋採実，陰乾。蘘草，牡丹為之使，悪桑螵蛸。

効能：利水通淋，破血通経
作用する場所：膀胱，血室および瘀血の存在する場所
処方：丸剤：栝楼瞿麦丸，鼈甲煎丸

桂枝　けいし（桂・肉桂）

（巻末の121頁に追加資料を補記しています。）

《別録上》
味甘，辛，大熱，有毒。主温中，利肝肺気，心腹寒熱，冷疾，霍乱，転筋，頭痛，腰痛，出汗，止煩，止唾，咳逆，鼻衄，能堕胎，堅骨節，通血脈，理疏不足，宣導百薬，無所畏。久服神仙不老。生桂陽。二月，七八月，十月採皮，陰乾。
得人参，麦門冬，甘草，大黄，黄芩，調中益気。得柴胡，紫石英，

乾地黄治吐逆。

効能：①胃気を脈外の衛気につなげる。
　　　②①の結果，腎の衛気を腎→胃→肺の方向に転換する。その結果衛気がおさまる。（苓桂味甘湯）
　　　③脈外の衛気を推進する。その結果脈中の営血を推進する。
　　　④胃気を肌に張り出させる。（胃→心下→下膈→肌）
　　　⑤腠理から脈外の気，肌気を外散させる。
　　　⑥①③⑤の結果，肺気の宣散を助ける。
　　　⑦④の結果，下膈の瘀邪を外達させる。

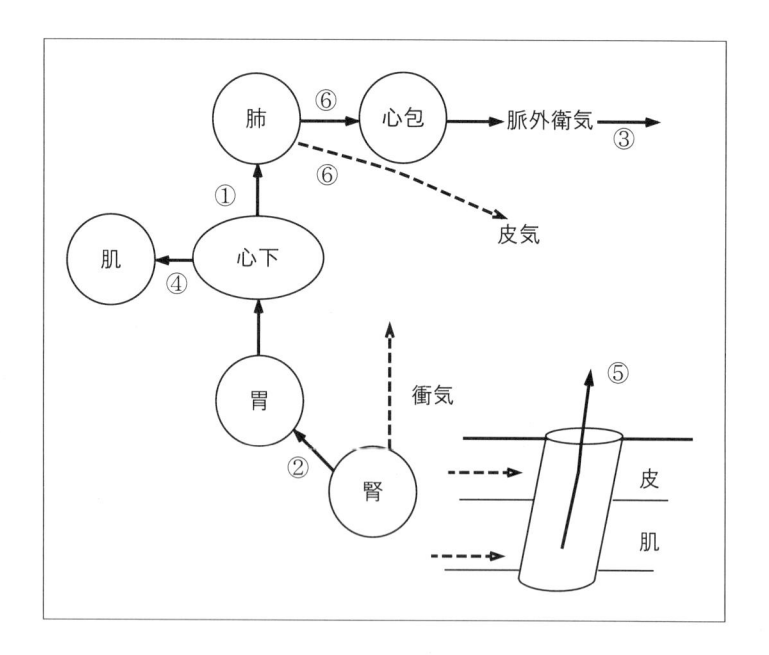

作用する場所：胃，心下，膈，胸，肺，心包・心，脈外・脈中，肌
処方：烏頭桂枝湯，温経湯，黄耆桂枝五物湯，黄耆建中湯，黄耆芍薬桂枝苦酒湯，黄芩湯（外台），黄連湯，葛根湯，葛根黄芩黄連湯，葛根加半夏湯，栝楼桂枝湯，甘草附子湯，枳実薤白桂枝湯，桂枝湯，桂枝加黄耆湯，桂枝加葛根湯，桂枝加桂湯，桂枝加厚朴杏子湯，桂枝

加芍薬湯，桂枝加芍薬生姜人参新加湯，桂枝加大黄湯，桂枝加附子湯，桂枝加竜骨牡蠣湯，桂枝去芍薬湯，桂枝去芍薬加蜀漆竜骨牡蠣救逆湯，桂枝甘草湯，桂枝去芍薬加皂莢湯（千金），桂枝去芍薬加附子湯，桂枝去芍薬加麻黄附子細辛湯，桂枝甘草湯，桂枝甘草竜骨牡蠣湯，桂枝芍薬知母湯，桂枝生姜枳実湯，桂枝二越婢一湯，桂枝二麻黄一湯，桂枝人参湯，桂枝茯苓丸，桂枝附子湯，桂枝麻黄各半湯，桂苓五味甘草湯，厚朴七物湯，柴胡桂枝湯，柴胡桂枝乾姜湯，柴胡加竜骨牡蠣湯，小建中湯，小青竜湯，小青竜加石膏湯，炙甘草湯，続命湯（古今録験），大青竜湯，沢漆湯，竹葉湯，桃核承気湯，当帰四逆湯，当帰四逆加呉茱萸生姜湯，当帰建中湯（千金），半夏散及湯，白虎加桂枝湯，風引湯，茯苓甘草湯，茯苓桂枝甘草大棗湯，茯苓桂枝白朮甘草湯，茯苓沢瀉湯，防已地黄湯，防已茯苓湯，麻黄升麻湯，麻黄湯，麻黄加朮湯，木防已湯，木防已加茯苓芒硝湯
丸剤：烏梅丸，崔氏八味丸，腎気丸，竹皮大丸，鼈甲煎丸，薯蕷丸
散剤：侯氏黒散，五苓散，紫石寒食散，蜘蛛散，天雄散，土瓜根散
実際の処方については桂皮を使用する。

鶏子　けいし（丹雄鶏）

《本経上》
味甘微温。生平沢。治女子崩中漏下赤白沃。補虚温中。止血通神。殺毒辟不祥。頭。殺鬼。肪。治耳聾。鶏腸。治遺溺。肶胵裏黄皮。治泄利。屎白。治消渇。傷寒寒熱。翮羽。下血閉。鶏子。除熱火瘡。治癇痙。可作虎魄神物。鶏白蠹。能肥脂。

《別録上》
丹雄：微寒，無毒。主不傷之瘡。
白雄鶏肉：味酸，微温。主下気，治狂邪，安五蔵，傷中，消渇。

烏雄鶏肉：微温。主補中，止痛。
胆：微寒。主治目不明，肌瘡。
心：主治五邪。
血：主治踒折，骨痛及痿痺。
鶏腸：平，主治小便数不禁。
肝及左翅毛：主起陰。
冠血：主乳難。
肚脂裏黄皮：微寒。主小便利，遺溺，除熱，止煩。
屎白：微寒。破石淋及転筋，利小便，止遺溺，滅瘢痕。
黒雌鶏：主治風寒湿痺，五緩六急，安胎。其血，無毒，平。治中
　　　悪腹痛，及痿折骨痛，乳難。
黄雌鶏：味酸甘，平。主治傷中，消渇，小便数不禁，腸澼洩利，
　　　補益五蔵，続絶傷，治虚労，益気力。
肋骨：主治小児羸痩，食不生肌。
卵白：微寒。治目熱赤痛，除心下伏熱，止煩満，咳逆，小児下洩，
　　　婦人産難，胞衣不出。醋漬之一宿，治黄疸，破大煩熱。
卵中白皮：主治久咳結気，得麻黄，紫苑和服之立已。生朝鮮。

鶏子黄

　　効能：養陰和血，除煩

　　作用する場所：心，心包，胃，血脈

　　処方：黄連阿膠湯，百合鶏子湯

　　　　散剤：排膿散

鶏屎白

　　効能：治筋脈攣急

　　作用する場所：血脈

　　処方：散剤：鶏屎白散

鶏子白

　　効能：利咽清熱

作用する場所：苦酒湯においては咽
処方：苦酒湯

芫花　げんか

《本経下》
一名去水。味辛温。生川谷。治咳逆上気。喉鳴喘。咽腫気短。蠱毒鬼瘧。疝瘕癰腫。殺虫魚。

《別録下》
味苦，微温，有小毒。消胸中痰水，喜唾，水腫，五水在五蔵皮膚，及腰痛，下寒毒，肉毒。久服令人虚。一名毒魚，一名牡芫。其根名蜀桑根，治疥瘡，可用毒魚。生淮源。三月三日採花，陰乾。決明為之使，反甘草。

効能：峻下逐水
作用する場所：肺，胸膈，心下，小腸，膀胱，大腸
処方：十棗湯

膠飴　こうい（飴糖）

《別録上》
味甘，微温。主補虚乏，止渇，去血。

効能：胃の気津を補う。守胃，緩急止痛

作用する場所：胃
処方（膠飴）：黄耆建中湯，小建中湯，大建中湯，内補当帰建中湯

紅花　こうか（紅藍花）

《開宝本草》（宋）
花，辛温無毒。主治産後血運口噤。腹内悪血不尽絞痛。胎死腹中。併酒煮服。
開宝本草：多用破留血，少用養血。
朱丹渓本草：活血潤燥，止痛散腫，通経。

効能：活血去瘀
　　　気味辛温よりその効能は当帰，川芎に近いと考える。
作用する場所：血脈中
処方：紅藍花酒

粳米　こうべい

《別録下》
味甘，苦，平，無毒。主益気，止煩，止洩。

効能：生津，守胃
作用する場所：胃
処方：竹葉石膏湯，桃花湯，麦門冬湯，白虎湯，白虎加桂枝湯，白虎加人参湯，附子粳米湯

厚朴　こうぼく

《本経中》
味苦温。生山谷。治中風傷寒頭痛。寒熱驚気。血痺死肌。去三虫。

《別録中》
大温，無毒。主温中，益気，消痰，下気，治霍乱及腹痛，脹満，胃中冷逆，胸中嘔逆不止，洩痢，淋露，除驚，去留熱，止煩満，厚腸胃。一名厚皮，一名赤朴。其樹名榛，其子名逐楊。治鼠瘻，明目，益気。生交趾，冤句。三月，九月，十月，採皮，陰乾。乾姜為之使，悪沢澤瀉，寒水石，消石。

効能：下気，除満
作用する場所：咽，胸，心下，胃，大腸，小腸
処方：枳実薤白桂枝湯，桂枝加厚朴杏子湯，厚朴三物湯，厚朴七物湯，厚朴生姜甘草半夏人参湯，厚朴大黄湯，厚朴麻黄湯，梔子厚朴湯，小承気湯，大承気湯，半夏厚朴湯
　　　丸剤：訶梨勒丸，鼈甲煎丸，麻子仁丸
　　　散剤：王不留行散

五色石脂　ごしきせきし

《本経上》
青石赤石黄石白石黒石脂等。味甘平。生山谷。治黄疸。泄利腸澼膿血陰蝕。下血赤白。邪気癰腫。疽痔悪瘡。頭瘍疥瘙久服補髄益気。肥健不飢。軽身延年。五石脂各随五色補五蔵。

《別録上》

青石脂：味酸，平，無毒。主養肝胆気，明目，治黄胆，洩痢，腸澼，女子帯下百病，及疽痔，悪瘡。久服補髄，益気，不饑，延年。生斉区山及海崖，採無時。

赤石脂：味甘，酸，辛，大温，無毒。主養心氣，明目，益精，治腹痛，洩澼，下痢赤白，小便利，及癰疽瘡痔，女子崩中漏下，産難，胞衣不出。久服補髄，好顔色，益智，不饑軽身延年。生済南，射陽及太山之陰，採無時。
悪大黄，畏芫花。

黄石脂：味苦，平，無毒。主養脾気，安五蔵，調中，大人小児洩痢腸澼，下膿血，去白虫，除黄疸，癰疽虫。久服軽身延年。生嵩高山，色如鶯鶵，採無時。
曾青為之使，悪細辛，畏蜚蠊。

白石脂：味甘，酸平，無毒。主養肺気，厚腸，補骨髄，治五蔵驚悸不足，心下煩，止腹痛，下水，小腸澼熱溏，便膿血，女子崩中漏下，赤白沃，排癰疽瘡痔。久服安心，不飢，軽身長年。生太山之陰，採無時。
得厚朴並米汁飲，止便膿。鷰屎為之使，悪松脂，畏黄芩。

黒石脂：味鹹，平，無毒。主養腎気，強陰，治陰蝕瘡，止腸澼洩痢，療口瘡，咽痛。久服益気，不飢延年。一名石涅。一名石墨。出穎川，陽城，採無時。

効能：①渋腸止瀉
　　　②止血
作用する場所：小腸，大腸，血脈中
処方：赤石脂禹余糧湯，桃花湯，風引湯
　　　丸剤：赤石脂丸
参考：『金匱』胸痺心痛短気痞脈証併治第九・赤石脂丸方
　　　心痛徹背，背痛徹心，烏頭赤石脂丸主之。
　　　蜀椒一両　烏頭一分炮　附子半両炮　乾姜一両　赤石脂一両
　　　辛温の蜀椒，烏頭，附子，乾姜に（温）渋の赤石脂を配して止痛す

る。(通⟵⟶収) まさに陰陽論にのっとった配合である。

呉茱萸　ごしゅゆ

《本経中》
一名藙。味辛温。生川谷。温中下気止痛。咳逆寒熱。除湿血痺。
逐風邪。開腠理。根。殺三虫。

《別録中》
大熱，有少毒。主去痰冷，腹内絞痛，諸冷実不消，中悪，心腹痛，
逆気，利五蔵。根白皮，殺蟯虫，治喉痺咳逆，止洩注，食不消，
女子経産余血。治白癬。生上谷及宛朐。九月九日採，陰乾。
蓼実為之使，悪丹参，消石，白堊，畏紫石英。

効能：①気味：辛温（大熱）にて温中下気する。
　　　『本経』では味辛であるが，実際はきわめて苦く，その苦味により下気する。

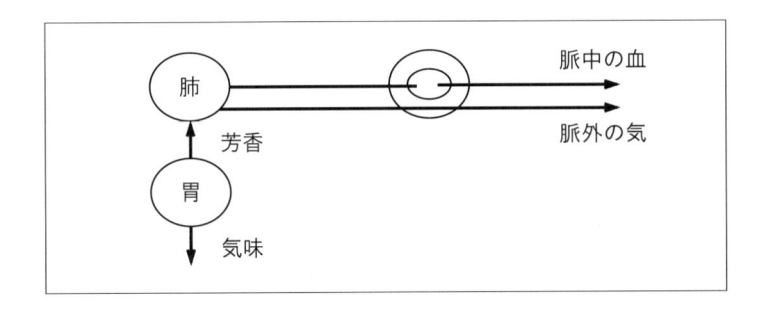

```
   ┌─────────────────────────────────┐
   │                                 │
   │   ┌肺┐────────⊙──────→ 脈中の血 │
   │         ────────────→ 脈外の気   │
   │     ↑芳香                        │
   │   ┌胃┐                          │
   │     ↓気味                        │
   │                                 │
   └─────────────────────────────────┘
```

②芳香：走竄(ざん)
　脈外の衛気を推進し，その結果，脈中の血も走らせる。

43

　　　　『本経』"止痛""除湿，血痺"
作用する場所：胸，膈，心下，胃，脈外の気
参考：1つの生薬で，その気味と芳香で効能およびそのベクトル性が異なっている。その点では細辛と似ている。
処方：呉茱萸湯　　　　　　　①の作用
　　　当帰四逆加呉茱萸生姜湯　②の作用
　　　温経湯　　　　　　　　②の作用
　　　丸薬：九痛丸　　　　　①の作用

五味子　ごみし

《本経中》
味酸温。生山谷。益気。咳逆上気。労傷羸痩。補不足。強陰益男子精。

《別録中》
五味子　無毒。主養五蔵，除熱，生陰中肌。一名会及，一名玄及。生斉山及代郡。八月採実，陰乾。
蓯蓉為之使。悪萎蕤，勝烏頭。

効能：①収斂胆気，それにより全身の斂気斂陰をする。
　　　②①の結果，腎の固摂，腎納気
　　　③②の結果，止咳，定喘
　　　④①の結果，守胃
作用する場所：胆，肝，腎，肺，心，胃
参考：五味子は味酸であり，胆気を収斂する。
　　　胆：疏泄──収斂の作用は全身に及ぶ
　　　心：拡張──収縮

脈：拡張——収縮
　肝：血の疎泄——臓血
　胃：供給——守胃
　腎：開——闔
　肺：収縮——拡張（収縮——宣散，拡張——粛降）
肺については他の臓腑と収縮，拡張が逆になっているように見えるが，肺は受動的臓であり，自ら収縮拡張するのではなく胆気の収斂作用が膈（横隔膜）の収縮に作用し，その結果，肺は拡張し粛降作用を行う。《西洋医学的には，吸気時：横隔膜，外肋間筋収縮，呼気時：内肋間筋収縮》
処方：桂苓五味甘草湯，桂苓五味甘草去桂加乾姜細辛半夏湯，厚朴麻黄湯，小青竜湯，小青竜湯加石膏湯，苓甘姜味辛夏仁黄湯，苓甘五味加姜辛半夏杏仁湯，射干麻黄湯，苓甘五味姜辛湯

柴胡　さいこ

《本経上》
一名地熏。味苦平。生川谷。治心腹腸胃中結気。飲食積聚。寒熱邪気。推陳致新。久服軽身。明目益精。

《別録上》
微寒，無毒。主除傷寒。心下煩熱，諸痰熱結実，胸中邪逆五蔵間遊気，大腸停積水脹，及湿痺拘攣，亦可作浴湯。一名山菜，一名茹草。葉，一名芸蒿，辛香可食。生洪農及宛朐。二月，八月採根，暴乾。
得茯苓，桔梗，大黄，石膏，麻子仁，甘草，桂，以水一斗，煮取四升，入消石三方寸匕，治傷寒寒熱，頭痛，心下煩満。
半夏為之使，悪皂莢，畏女菀，藜蘆。

効能：①和解少陽（再煎）
　　　②透表泄熱（不再煎）
　　　③疏胆解鬱
　　　④治瘧
　　　⑤昇提
　　　　膈に存在する邪あるいは熱を膈から追い出す。

膈は開闔により表裏の気の出入をコントロールし，腠理は開闔により表（皮肌）の気の出入をコントロールする。柴胡は，膈，腠理の両者をともに開き，かつ，気を出す方へ導く。具体的に膈，腠理は緊張により閉じ，弛緩により開く。柴胡が膈，腠理を開くとは，両者の緊張をゆるめるということでもある。柴胡は再煎しないと腠理まで達し，発汗作用を生じる。例えば「柴胡桂枝湯」「柴葛解肌湯」など。一方，柴胡は再煎すると膈までで留まる。

作用する場所：胆，膈，腠理
処方：柴胡加芒硝湯，柴胡加竜骨牡蠣湯，柴胡去半夏加栝楼湯，柴胡桂枝湯，柴胡桂枝乾姜湯，小柴胡湯，大柴胡湯
　　　丸剤：薯蕷丸，鼈甲煎丸
　　　散剤：四逆散（柴胡飲子）

細辛　さいしん

《本経上》
一名小辛。味辛温。生山谷。治咳逆。頭痛脳動。百節拘攣。風湿痺痛死肌。明目。利九竅。久服軽身長年。

《別録上》
無毒。主温中，下気，破痰，利水道，開胸中，除喉痺，齆鼻風癇，

癲疾，下乳結，汗不出，血不行，安五蔵，益肝胆，通精気。生華陰。二月，八月採根，陰乾。曾青，桑根為之使，得当帰，芍薬，白芷，芎藭，牡丹，藁本，甘草共治婦人，得決明，鯉魚胆，青羊肝共治目痛。悪狼毒，山茱萸，黄耆，畏消石，滑石，反藜蘆。

効能：
気味（辛温）と香気でその効能は異なっているのが特徴である。
①気味：辛温にて腎気を鼓舞し，後通の衛気を皮に張り出させる。
　　　　その結果，胃気を腎に供給し肺気を粛降させる。

```
肺 → 心下 → 胃 → 腎 → 後通の衛気
```

『本経』"主嗽逆"，『別録』"温中下気破痰" "利水道，開胸中"
その効能のベクトルは肺から下方へ作用する。また胆気も鼓舞する。
『別録』"益肝胆"

②香気：その香気の走竄性により脈外の衛気を推進する。

```
胃 → 肺 → 心包 → 脈外の衛気
```

『本経』"頭痛脳動，百節拘攣，風湿痺痛，死肌"
『別録』"除喉痺，齆鼻，風癇，癲疾，下乳結，汗不止，血不行"
ベクトルは上方および脈外の衛気の推進に作用する。

（まとめ）①鼓舞腎気・胆気
　　　　　②①の結果，後通の衛気を皮に外達させる。
　　　　　③①の結果，肺の粛降を助ける。
　　　　　④脈外の衛気を推進する。その結果，血脈も巡る。

補足："治死肌"について
　　　腎気を鼓舞し腠理の働きを高め，また脈外の気を推進することにより絡中の血，絡外の気を推進し"死肌"を治療する。
作用する場所：腎，胆，肺，後通の衛気　脈外の衛気

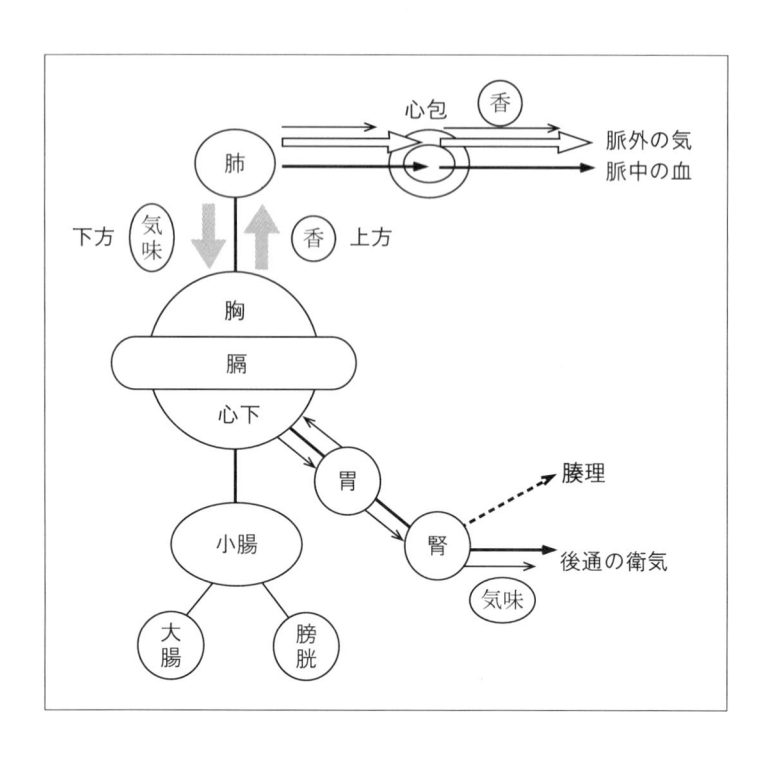

処方：桂枝去芍薬加麻黄細辛附子湯，桂苓五味甘草去桂加姜辛夏湯，厚朴麻黄湯，三黄湯（千金），小青竜湯，小青竜湯加石膏湯，大黄附子湯，当帰四逆湯，当帰四逆加呉茱萸生姜湯，苓甘姜味辛夏仁黄湯，茯苓甘草五味姜辛夏仁湯，麻黄附子細辛湯，射干麻黄湯，苓甘五味姜辛湯
　　散剤：侯氏黒散
　　丸剤：烏梅丸，赤丸

山梔子　さんしし（梔子）

《本経中》
一名木丹。味苦寒。生川谷。治五内邪気。胃中熱気。面赤酒皰皶

鼻。白癩赤癩瘡瘍。

《別録中》
大寒，無毒。主治目熱赤痛，胸心大小腸大熱，心中煩悶，胃中熱気。一名越桃。生南陽。九月採実，暴乾。解玉支毒。

効能：①清熱除煩
　　　②清熱利湿
　　　③治血熱，血証（参考『経方医学』第4巻 p92-93）
　　　『傷寒』『金匱』における梔子の用法は，第1は梔子湯類におけるが如く，胸中の無形の熱に対するもの，第2は黄疸病における小腸の熱に対するものが主である。
作用する場所：心，胸，胆，胃，小腸，皮，肌
処方：茵蔯蒿湯，枳実梔子湯，梔子乾姜湯，梔子甘草豉湯，梔子厚朴湯，梔子豉湯，梔子生姜豉湯，梔子大黄湯，梔子柏皮湯，大黄消石湯

山茱萸　さんしゅゆ

《本経中》
一名蜀棗。味酸平。生山谷。治心下邪気寒熱。温中。逐寒湿痺。去三虫。久服軽身。

《別録中》
微温，無毒。主治腸胃風邪，寒熱，疝瘕，頭脳風，風気去来，鼻塞，目黄，耳聾，面皰，温中，下気，出汗，強陰，益精，安五蔵，通九竅，止小便利。久服明目，強力，長年。一名鶏足，一名思益，一名寇実。生漢中及琅琊，宛朐，東海承県。九月，十月採実，陰乾。蓼実為之使。悪桔梗，防風，防已。

効能：①補益肝腎，補胆気
　　　②斂胆（胆気不足による胆の収斂作用の失調しているものを治す）
　　　③固摂腎気
作用する場所：腎，肝，胆
処方：崔氏八味丸（腎気丸）
参考：数少ない本当に酸味のある生薬であり，五味子と同様の効を有していると考える。
　　　下焦腎を固摂することにより，腎気，腎陰を充実させる。この点においては中焦，胃に対する人参の守胃作用に似ている。
　　　　下焦──固腎──山茱萸
　　　　中焦──守胃──人参

酸棗仁　さんそうにん（酸棗）

《本経上》
味酸平。生川沢。治心腹寒熱邪結気。四肢酸疼湿痺。久服安五蔵。軽身延年。

《別録上》
無毒。主治煩心不得眠，臍上下痛，血転，久洩，虚汗，煩渇，補中，益肝気，堅筋大骨，助陰気，令人肥健。生河東。八月採実，陰乾，卅日成。悪防已。

参考：『本経』『別録』ともに酸棗実の記載である。梁代の『本草経集注』（陶弘景：AD 5 世紀に著した）も同じである。
　　　ところが，唐の『新修本草』（蘇敬：AD657年著）には，"本経唯用実，療不得眠，不言用仁，今方用其仁，補中益気，自補中益肝已下比為酸棗仁之効能"とあり，酸棗仁を使用していることがわかる。

明代の『本草綱目』（李時珍）には，"仁甘潤，故熟用療胆虚不得眠，煩渇虚行之燈，生用療胆熟好眠"とあり，生熟の区別が述べられている。

実際の処方例としては，『備急千金要方』巻第十二（胆府）において
- 千里流水湯　治虚煩不得眠方，半夏麦門冬各三両，茯苓四両，酸棗仁二升，甘草桂心黄芩遠志萆薢人参生姜各二両，秫米一升
- 酸棗湯　治虚労煩擾奔気右胸中不得眠方，酸棗仁三升，人参桂心生姜各二両，石膏四両，茯苓知母各三両，甘草一両半

とあり，唐代に既に酸棗仁を使用していたことがわかる。

効能：胆・心の気陰をともに補って，不眠，不安感を治す。
作用する場所：胆，心
参考：胆気不足の病証においては，両関前に豆の如き短脈をみることが多い。
処方：酸棗仁湯

山薬　さんやく（薯蕷(しょよ)）

《本経上》
一名山芋。味甘温。生山谷。治傷中。補虚羸。除寒熱邪気。補中益気力。長肌肉。久服耳目聡明。軽身不飢延年。

《別録上》
平，無毒。主治頭面遊風，風頭，眼眩，下気，止腰痛，補虚労，羸痩，充五蔵，除煩熱，強陰。秦楚名玉延，鄭越名土藷。生嵩高。二月，八月採根，暴乾。紫芝為之便，悪甘遂。

効能：補陰

作用する場所：主として腎、脾、胃、肺
処方：丸剤：崔氏八味丸（腎気丸）、薯蕷丸、栝楼瞿麦丸

地黄　じおう（乾地黄）

《本経上》
一名地髄。味甘寒。生川沢。治折跌絶筋傷中。逐血痺填骨髄。長肌肉。作湯。除寒熱積聚。除痺生者尤良。久服軽身不老。

《別録上》
乾地黄：味苦，無毒。主治男子五労，七傷，女子傷中，胞漏，下血，破悪血，溺血，利大小腸，去胃中宿食，飽力断絶，補五蔵内傷不足，通血脈，益気力，利耳目。
生地黄：大寒。主治婦人崩中血不止，及産後血上薄心，悶絶，傷身，胎動，下血，胎不落，堕墜，踠折，瘀血，留血，衂鼻，吐血，皆擣飲之。一名苄，一名芑，一名地脈。生咸陽黄土地者佳。二月，八月採根，陰乾。
得麦門冬，清酒良，悪貝母，畏蕪夷。

効能：①滋陰
　　　②血中の津液を補う。
　　　③①②の結果，涼血，止血作用を発揮する（弱い）。
- 胃の津液を増やし，全身の陰，血中の津液を補う。清熱涼血などの作用は弱い。また血中の津液を補い血の流れを改善し通絡作用，また血管壁の脆弱さを補填し止血作用を発揮する。
- 地黄には乾地黄，熟地黄，生地黄（なまのもの）の3種がある。生地黄は流通しておらず，乾地黄，熟地黄の2種があるが，経方においては乾地黄を使用する。

作用する場所：胃，腎，肺，心，心包，肝，脾，血脈中
処方：生地黄：炙甘草湯，百合地黄湯，防已地黄湯
　　　乾地黄：黄土湯，芎帰膠艾湯，三物黄芩湯（千金），当帰建中湯加地黄阿膠
　　　丸剤：崔氏八味丸（腎気丸），薯蕷丸，大黄䗪虫丸

紫菀　しおん

《本経中》
味苦温。生山谷。治咳逆上気。胸中寒熱結気。去蠱毒痿蹙。安五蔵。

《別録中》
味辛，無毒。主治咳唾膿血，止喘悸，五労体虚，補不足，小児驚癇。一名紫蒨，一名青苑。生房陵及真定，邯鄲。二月，三月採根，陰乾。
款冬為之使。悪天雄，瞿麦，雷丸，遠志。畏茵蔯蒿。

効能：止咳，下気，化痰
作用する場所：肺
処方：射干麻黄湯

紫参　しじん（草河車，蚤休，拳参）

《本経下》
一名牡蒙。味苦寒。生山谷。治心腹積聚。寒熱邪気。通九竅。利大小便。

《別録下》
微寒，無毒。主治腸胃大熱，唾血，衄血，腸中聚血，癰腫諸瘡，止渇，益精。一名眾戎，一名童腸，一名馬行。生河西及宛句。三月採根，火炙使紫色。畏辛夷。

効能：清熱，降気，利水，止痢
作用する場所：絡脈，肺
処方：紫参湯，沢漆湯

紫蘇　しそ

《別録中》
味辛，温。主下気，除寒中，其子尤良。

効能：下気寛中（後の時代に散寒解表）
作用する場所：咽，胸，心下，胃
処方：半夏厚朴湯

芍薬　しゃくやく

《本経中》
味苦平。生川谷。治邪気腹痛。除血痺。破堅積寒熱疝瘕。
止痛。利小便。益気。

《別録中》
味酸，微寒，有小毒。主通順血脈，緩中，散悪血，逐賊血，去水
気，利膀胱，大小腸，消癰腫，時行寒熱，中悪，腹痛，腰痛。一
名白木，一名余容，一名犁食，一名解倉，一名鋋。生中岳及丘陵。
二月，八月採根，暴乾。
須丸為之使，悪石斛，芒硝，畏消石，鼈甲，小薊，反藜蘆。

効能：
血分：①脈中の営血を"絡"から肝，心の方向へ帰す。その結果，肌，肉，
　　　筋，骨の熱を去ることができる。（排膿散）
気分：[1]下方へのベクトル
　　　②心下から小腸・大腸・膀胱へ粛降する（第2粛降）。（小青竜湯，
　　　　甘遂半夏湯など）
　　　③②の結果として肺から心下へ粛降する（第1粛降）。（小青竜湯など）
　　　　以上，生理的気津，および病理的水湿，水飲，気を降ろす。
　　　④胃気の過剰な上昇，および胃熱を降ろす。（病理）
　　　⑤胃の生理的な気津液を腎に供給する（補腎作用）。（小建中湯，真
　　　　武湯など）
　　　⑥腠理における皮から肌へのミクロの粛降を行う。（小青竜湯，真
　　　　武湯など）
　　　　（肺→心下→小腸・膀胱はマクロの粛降）
　　　[2]内方へのベクトル
　　　⑦肌気および肌水を肌の還流路を経て心下に導く。（小青竜湯，真

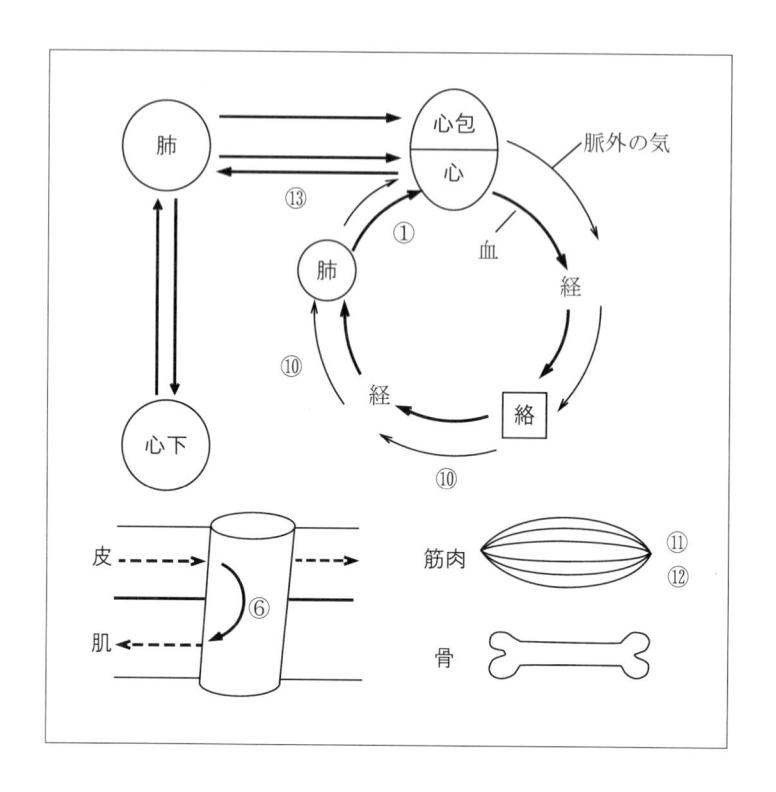

武湯など)

⑧胃気の過剰な外方へのベクトルを内下方に向ける。

⑨膈の出入の"入"を推進する。(大柴胡湯,四逆散)

3 その他

⑩脈中の営血を絡から帰すと同時に,脈外の気の還流も行う。

⑪肉,筋,骨,およびその周辺の水湿を,肌の還流および脈外の気の還流にて去る。

⑫⑪および①により肌,肉,筋,骨の清熱を行う。

⑬血中の過剰な水を心→肺→胸→心下→小腸→膀胱へと粛降する。(真武湯)

⑭半夏・芍薬の2味で心下の飲を捌く。(大柴胡湯,甘遂半夏湯)

参考:中医では芍薬を赤芍と白芍に分け,赤芍(清熱涼血,活血化瘀),白芍(補血,養血)と効能もまったく異なっている。

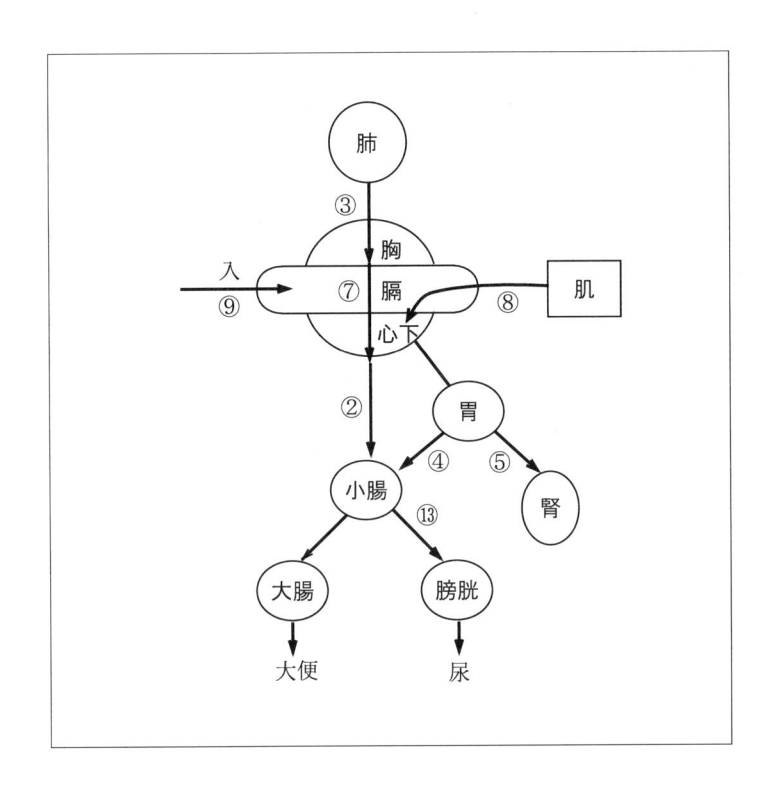

経方における芍薬は，中医の赤芍の効能に近い。一般に流通している白芍は，赤芍の外皮を取り除いたものであり，単に外皮を去るだけでこれだけの効能の違いがあるとは考えにくい。

なお宋代・許叔微の『傷寒九十論』にも"用芍薬赤者明矣"とある。

作用する場所：血脈，心下，膈，肌，小腸。2次的に肺，胸

処方：烏頭湯，烏頭桂枝湯，温経湯，黄耆桂枝五物湯，黄耆建中湯，黄耆芍薬桂枝苦酒湯，黄芩湯，黄芩加半夏生姜湯，黄連阿膠湯，葛根湯，葛根加半夏湯，栝楼桂枝湯，甘遂半夏湯，芎帰膠艾湯，桂枝湯，桂枝加黄耆湯，桂枝加葛根湯，桂枝加桂湯，桂枝加厚朴杏子湯，桂枝加芍薬湯，桂枝加芍薬生姜各一両人参三両新加湯，桂枝加大黄湯，桂枝加附子湯，桂枝加竜骨牡蠣湯，桂枝去桂加茯苓白朮湯，桂枝芍薬知母湯，桂枝二越婢一湯，桂枝二麻黄一湯，桂麻各半湯，柴胡桂枝湯，四逆散，芍薬甘草湯，芍薬甘草附子湯，小建中湯，小青竜

湯，小青竜湯加石膏湯，真武湯，大柴胡湯，当帰建中湯（千金），当帰四逆湯，当帰四逆加呉茱萸生姜湯，附子湯，奔豚湯，麻黄升麻湯
散剤：王不留行散，枳実芍薬散，当帰散，当帰芍薬散，土瓜根散，排膿散
丸剤：桂枝茯苓丸，薯蕷丸，大黄䗪虫丸，鼈甲煎丸，麻子仁丸

䗪虫　しゃちゅう（シナゴキブリ，サツマゴキブリ）

《本経中》
一名地鼈。味鹹寒。生川沢。治心腹寒熱洗洗。血積癥瘕。破堅下血閉。生子大良。

《別録中》
有毒。一名土鼈。生河東，及沙中，人家墻壁下土中湿処。十月取，暴乾。畏皂莢，菖蒲。

効能：破血，破堅積
　　『傷寒』『金匱』においては乾血を治す要薬となっている。（大黄䗪虫丸，下瘀血湯，土瓜根散）。一般に血の病理的変化は，瘀血あるいは血瘀に一括されるが，これは単なる血の流れの滞り（狭義の瘀血）と，血が滞り質的変化をとげたもの（乾血）に分けられるべきである。虫類薬は，全般に血の性状を変化させる。つまり，粘調なものをサラサラにする。䗪虫は，陳久性の乾血に用いられ，速効性に劣り，遅効性という意味では，水蛭，芒虫より穏やかに作用する。しかし，時間をかけて古く固くなった乾血を化すという点では，䗪虫の破堅積の効果は水蛭，芒虫より強いと考えられる。（大黄の項参照）
作用する場所：血室，血脈中
　　（血室や血脈および血脈から逸脱した瘀血を去る）

58

処方：下瘀血湯
　　　散剤：土瓜根散
　　　丸剤：大黄䗪虫丸，鼈甲煎丸

酒　しゅ

《別録中》
味苦，甘辛，大熱，有毒。主行薬勢，殺邪悪気。

効能：酒をそのまま飲用すると温通作用がある。煎じて用いると実際には温通作用はほとんど失われ，むしろ米の精微≒人体の精微（血）という同気相求的考えから，他の生薬を血中に導く作用を発揮すると古人は考えていたと思われる。現代的に考えるとエタノール抽出の側面も否定できない。

作用する場所：血脈中

処方：栝楼薤白白酒湯，栝楼薤白半夏湯，芎帰膠艾湯，下瘀血湯，紅藍花酒方，炙甘草湯，当帰四逆加呉茱萸生姜湯，麻黄醇酒湯（千金）
　　　丸剤：鼈甲煎丸
　　　酒服：訶梨勒丸，九痛丸，侯氏黒散，崔氏八味丸（腎気丸），紫石寒食散方，薯蕷丸，赤丸，天雄散，当帰芍薬散，土瓜根散
　　　生用：防已地黄湯
　　　製造過程で使用：鼈甲煎丸

参考：日本料理の「すまし汁」には，日本酒がかくし味として用いられるが，アルコール分をとばしてから飲用するので，特に温通作用はない。古方の酒は清酒（せいしゅ），醇酒（じゅんしゅ），美清酒（びせいしゅ），白酒（はくしゅ），濁酒（だくしゅ）などが用いられた。

小麦　しょうばく

《別録中》
味甘，微寒，無毒。主除熱，止燥渇，咽乾，利小便，養肝気，止漏血唾血。以作麹，温。消穀，止痢。以作麪，温，不能消熱，止煩。

効能：潤肺，和胃　一般的には養心安神
作用する場所：肺，胃
処方：甘草小麦大棗湯，厚朴麻黄湯

升麻　しょうま

《本経上》
一名周麻。味甘平。生山谷解百毒。殺百精老物殃鬼。辟温疫瘴邪蠱毒。久服不夭。軽身長年。

《別録上》
味苦，微寒，無毒。主解毒入口皆吐出瘀中悪腹痛，時気毒癘，頭痛寒熱，風腫諸毒，喉痛口瘡。軽身長年。生益州。二月，八月採根，日乾。

効能：①清熱解毒消腫
　　　②発表透疹
　　　③昇提
作用する場所：口，咽喉，胃，皮，肌
処方：升麻鼈甲湯，麻黄升麻湯

商陸　しょうりく

《本経下》
一名募根。一名夜呼。味辛平。生川谷。治水脹。疝瘕痺。熨除癰腫。殺鬼精物。

《別録下》
味酸，有毒。主治胸中邪気，水腫，痿痺，腹満洪直，踈五蔵，散水気。如人形者，有神。生咸陽。

効能：峻下遂水
作用する場所：膀胱，大腸
処方：散剤：牡蠣沢瀉散

蜀漆　しょくしつ

《本経下》
味辛平。生川谷。治瘧及咳逆寒熱。腹中癥堅痞結。積聚邪気。蠱毒鬼注。

《別録下》
微温，有毒。主治胸中邪結気吐出之。生江林山及蜀漢中，恒山苗也。五月採葉，陰乾。
栝楼為之使，悪貫衆。

効能：①新久の瘧病を治す。また膈邪を駆逐する。

②吐痰，行水
作用する場所：膈，胸
処方：桂枝去芍薬加蜀漆竜骨牡蠣救逆湯，牡蠣湯
　　　散剤：蜀漆散，牡蠣沢瀉散

蜀椒　しょくしょう

《本経下》
味辛温。生川谷。治邪気咳逆。温中。逐骨節皮膚死肌。寒湿痺痛。下気。久服之頭不白。軽身増年。

《別録下》
大熱有毒。主除五蔵六府寒冷，傷寒，温瘧，大風，汗不出，心腹留飲，宿食，止腸澼，下利，洩精，女子字乳余疾，散風邪，瘕結，水腫，黄疸，鬼疰，蠱毒，殺虫，魚毒。久服開腠理，通血脈，堅歯髪，調関節，耐寒暑。可作膏薬。多食令人乏気。口閉者殺人。一名巴椒，一名蘆藙。生武都及巴郡。八月採実，陰乾。
杏人為之使，畏橐吾。

効能：①温中開胃止痛
　　　②殺虫
作用する場所：胸，小腸，心，胃
処方：升麻鼈甲湯，大建中湯
　　　散剤：王不留行散，白朮散
　　　丸剤：烏梅丸，赤石脂丸

秦皮　　しんぴ

《本経中》
苦味微寒。生川谷。治風寒湿痺。洗洗寒気。除熱。目中青翳白膜。久服頭不白軽身。

《別録中》
大寒，無毒。主治男子少精，婦人帯下，小児癇，身熱，可作洗目湯。久服皮膚光沢，肥大，有子。一名岑皮，一名石檀。生廬江及宛朐。二月，八月採皮，陰乾。
大戟為之使。悪呉茱萸。

効能：清熱燥湿
作用する場所：小腸，大腸
処方：白頭翁湯，白頭翁加甘草阿膠湯

水蛭　　すいてつ

《本経中》
味鹹平。生池沢。治悪血瘀血月閉。破血瘕積聚。無子。利水道。

《別録下》
味苦，微寒，有毒。主堕胎。一名蚑。一名至掌。生雷沢。五月，六月採，暴乾。

効能：破血逐瘀

虫類薬は血の性状を変化させサラサラにする。
䗪虫よりはより急性の瘀血に対応する。

作用する場所：血室，血脈中
（血室や血脈および血脈から逸脱した瘀血を去る）

処方：抵当湯
　　　丸剤：抵当丸，大黄䗪虫丸

参考：水蛭の有効性分の1つであるヒルジンはAT－Ⅲ非依存性にトロンビンをブロックし，ヘパリンよりも優れた抗凝固作用を示し，その誘導体ヒルログは，欧米では既にDICや各種血栓症の治療薬として臨床応用されている。ヒルジンの血中濃度半減期は短いので，水蛭を用いるときは，頻回分服が良いと思われる。水蛭使用時，PT，APTTをチェックする必要がある。しかし，われわれの経験では，水蛭45ｇ／日の湯液で使用時に，若干のAPTT延長傾向を認めたのみであり，今後，原末や酒煎，水煎など投与法を検討する必要がある。

豆巻　ずけん（大豆黄巻，赤小豆）

《本経中》
味甘平。生平沢。治湿痺筋攣膝痛。生大豆。塗癰腫。煮飲汁殺鬼毒。止痛。赤小豆。下水。排癰腫膿血。

《別録中》
大豆黄巻：無毒。主治五蔵胃気結積，益気，止毒，去黒䵟，潤沢皮毛。
生大豆：味甘，平。逐水脹，除胃中熱痺，傷中，淋露，下瘀血，散五蔵結積，内寒，殺烏頭毒。久服令人身重。熬屑，味甘。主治胃中熱，去腫，除痺，消穀，止腹脹生太山，九月採。悪五参，竜胆，得前胡，烏喙，杏人，牡蠣良。

赤小豆：味甘，酸，平，温，無毒。主治寒熱，熱中，消渇，止洩，
　　　　利小便，吐逆，卒澼，下脹満。

効能：利水，排膿
作用する場所：血分，気分（肌，肉）
処方：大豆黄巻：丸剤：薯蕷丸
　　　赤小豆：麻黄連軺赤小豆湯
　　　　　　　散剤：瓜蔕散，赤小豆当帰散

石膏　せっこう

《本経中》
味辛微寒。生山谷。治中風寒熱。心下逆気驚喘。口乾舌焦不能息。腹中堅痛。除邪鬼。産乳金創。

《別録中》
味甘，大寒，無毒。主除時気，頭痛，身熱，三焦大熱，皮膚熱，腸胃中膈熱，解肌，発汗，止消渇，煩逆，腹脹，暴気喘息，咽熱，亦可作浴湯。一名細石，細理白沢者良，黄者令人淋。生斉山及斉盧山，魯蒙山，採無時。
鶏子為之使，悪莽草，毒公。

効能：①清胃熱，清肺熱
　　　②肌，肉の熱を清する。
　　　③肺→胸→膈→心下への粛降（マクロの粛降）
　　　④心下→小腸への粛降（マクロの粛降）
　　　⑤腠理における皮腠→肌腠への粛降（ミクロの粛降）
　　　⑥⑤④の結果，肌の還流路をバックアップし肌水を去る。（例えば

麻黄＋石膏)
⑦胃気の直達路過剰上昇による頭顔部の症候を治す(頭痛,のぼせ他)。
作用する場所：胃, 肺, 胸, 膈, 心下, 小腸, 肌, 肉, 腠理
処方：越婢湯, 越婢加朮湯（千金）, 越婢加半夏湯, 桂枝二越婢一湯, 厚朴麻黄湯, 小青竜加石膏湯, 続命湯（古今録験）, 大青竜湯, 竹葉石膏湯, 白虎湯, 白虎加桂枝湯, 白虎加人参湯, 風引湯, 文蛤湯, 麻黄杏仁甘草石膏湯, 麻黄升麻湯, 木防已湯
丸剤：竹皮大丸
注意：石膏を用いるとき, 甘草, 人参など守胃作用のある生薬を併用しないと, 近位尿細管障害を引きおこす可能性がある。

川芎　せんきゅう

《本経中》
味辛温。生川谷。治中風入脳頭痛。寒痺筋攣緩急。金創。婦人血閉無子。

《別録中》
無毒。主除脳中冷動, 面上遊風去来, 目涙出, 多涕唾, 忽忽如酔, 諸寒冷気, 心腹堅痛, 中悪, 卒急腫痛, 脇風痛, 温中内寒。一名胡藭, 一名香果。其葉名蘼蕪。生武功, 斜谷, 西嶺。三月, 四月採根, 暴乾。
白芷為之使。悪黄連。

効能：辛温にて心から絡の方向に血を推進する。推進の力は当帰より強い。しかし補血の効は当帰が優れる。
参考：『金匱』婦人産後病脈証併治第二十一・千金内補当帰建中湯に"若無当帰, 以川芎代之"とある如く, 辛温で血を推進する効は当帰と

共通である。
作用する場所：血脈中
処方：続命湯（古今録），酸棗仁湯，奔豚湯，温経湯，芎帰膠艾湯
　　散剤：侯氏黒散，当帰芍薬散，当帰散，白朮散
　　丸剤：薯蕷丸

旋覆花　せんぷくか

《本経下》
一名金沸草。一名盛椹。味鹹温。生川谷。治結気。脇下満。驚悸。除水。去五蔵間寒熱。補中下気。

《別録下》
味甘，微温，冷利，有小毒。消胸上痰結，唾如膠漆，心脇痰水，膀胱留飲，風気湿痺，皮間死肉，目中眵䁾，利大腸，通血脈，益色沢。一名戴椹。根，主風湿。生平沢。五月採花，日乾，廿日成。

効能：降逆止噫（ゲップ），通血脈，化痰
作用する場所：胃，血脈中
処方：旋覆代赭湯，旋覆花湯

皂莢　そうきょう

《本経下》
味辛温。生川谷。治風痺死肌。邪気風頭涙出。下水利九竅。殺鬼

精物。

《別録下》
有小毒。主治腹脹満，消穀，破咳漱囊結，婦人胞下落，明目益精。可為沐薬，不入湯。生雍州及魯鄒県。如猪牙者良。九月，十月採莢，陰乾。青葙子為之便，悪麦門冬，畏空青，人参，苦参。

効能：通竅，去痰
作用する場所：肺，九竅
処方：桂枝去芍薬加皂莢湯（千金）
　　　丸剤：皂莢丸

葱白　そうはく（葱実）

《本経中》
味辛温。生平沢。明目。補中不足。其茎中作浴湯。治傷寒寒熱。出汗。中風面目腫。薤。治金創創敗。軽身不飢耐老。

《別録中》
無毒。葱白，平。主治寒傷，骨肉痛，喉痺不通，安胎，帰目，除肝邪気，安中利五蔵，益目睛，殺百薬毒。葱根，主治傷寒頭痛。葱汁，平，温。主溺血解藜蘆毒。

効能：①通陽
　　　②発汗解肌
　　　その効能は桂枝に近いが，作用はマイルドである。
作用する場所：脈外の気，肌
処方：旋覆花湯，白通湯，白通加猪胆汁湯

桑白皮　そうはくひ（桑根白皮 そうこんはくひ）

《本経中》
味甘寒。生山谷。治傷中五労六極羸痩。崩中脈絶。補虚益気。葉。除寒熱。出汗。桑耳。黒者。治女子漏下。赤白汁血病。癥瘕積聚腹痛。陰陽寒熱。無子。五木耳名檽。益気不飢。軽身強志。

《別録中》
桑根白皮：無毒。主去肺中水気，止唾血，熱渇，水腫，腹満，臚脹，利水道，去寸白，可以縫金創。採無時，出土上者殺人。続断，桂心，麻子為之使。葉汁，解呉公毒。
桑耳：味甘，有毒。黒者，主治月水不調。其黄熟陳白者，止久洩，益気不飢。其金色者，治癖飲，積聚，腹痛，金瘡。一名桑菌，一名木麩。生犍為。六月多雨時採木耳，即暴乾。

効能：利水消腫，平喘
作用する場所：肌，肉，肺
処方：散剤：王不留行散
参考：麻黄連軺赤小豆湯の生梓白皮の代用とされる。

代赭石　たいしゃせき（代赭）

《本経下》
一名須丸。味苦寒。生山谷。治鬼注賊風蠱毒。殺精物悪鬼。腹中毒邪気。女子赤沃漏下。

《別録下》
味甘，無毒。主帯下百病，産難，胞衣不出，堕胎，養血気，除五蔵血脈中熱，血痺，血瘀，大人小児驚気入腹，及陰痿不起。一名血師。生斉国，赤紅青色，如鶏冠有沢，染爪甲不渝者良，採無時。畏天雄。

効能：①鎮逆降気（胃気の上逆による吃逆，腎からの衝気などを治す）
　　　②胃気の直達路を経由した過剰上昇によるのぼせ，頭痛などを治す。
　　　③涼血（五臓および血脈中の熱を除く）
作用する場所：胃，胸，血脈
処方：旋覆代赭湯，滑石代赭湯

大黄　だいおう

《本経下》
味苦寒。生山谷。下瘀血血閉。寒熱。破癥瘕積聚。留飲宿食。蕩滌腸胃。推陳致新。通利水穀。調中化食。安和五蔵。

《別録下》
将軍，大寒，無毒。平胃下気，除痰実，腸間結熱，心腹脹満，女子寒血閉脹，小腹痛，諸老血留結。一名黄良。生河西及隴西。二月，八月採根，火乾。
黄芩為之使，無所畏。

効能：①下気
　　　②清熱
　　　③去湿熱
　　　④行瘀，破血，破積聚

[図: 臓腑間の関係図]

1)〜7)の説明は p73 にある

⑤涼血
⑥降血濁

大黄は気分，血分両方に作用する。その強い下気作用により蕩滌腸胃，推陳致新する。下気作用は上は肺・胸から下は大腸まで作用し，その間に存在する湿熱，痰飲，食積などを取り去る。

また，清熱作用も気分，血分に及ぶ。血分に対しては涼血のほかに行瘀破血，破積聚する。

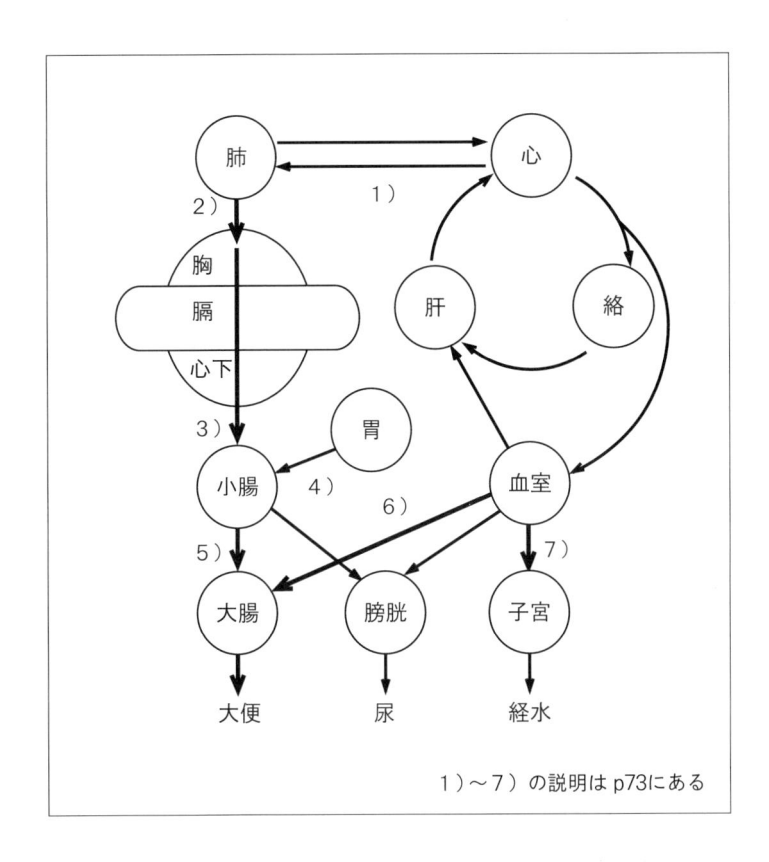

また，血中の濁を血脈→心→肺→胸→心下→腸へと降ろし去る。血室に存在する瘀血は血室→大腸→大便というルートで取り去る。大便より下痢として一定の津液を失い，それを口から補充することにより，全体の津液および血中の津液のリフレッシュを行うこ

とも可能となる（推陳致新）。その結果として，津液や血の巡りを改善することができる。

作用する場所：小腸，大腸，胃，肺，胸，心下，血脈中，血室，三焦

血中の濁の処理過程

䗪虫の項で，虫類薬は，質的変化を遂げた瘀血（乾血）を化すと述べた。では，大黄によって行瘀破血されるものは何だろうか？

『傷寒』『金匱』の処方では，土瓜根散を除いて，虫類破血薬は，必ず大黄と併用されている。そうであるならば大黄は，虫類薬のような血の性状を変化させる作用とは別の作用を有するはずである。

一般に漢方で血の生成については語られるが，古くなった血の処理，排泄過程については論じられない。しかし，血は閉鎖循環系のなかにあり，絶えず生成されているのならば，生理的状態でも，古くなった血は常に処理排泄されているはずである。もとより"乾血"のように質的変化を遂げ固くなったものは，血の循環系の外に，処理排泄されようもない。それゆえ，血の処理・排泄過程に乗りうる状態となった血中のいらないものを，狭義に"血中の濁"と呼ぶことにする。

ここで，血の組成に立ち戻って考えてみよう。

血はそのなかに津液と狭義の血を含む。それゆえ，血中の津液が湿濁と化したものについては，心から肺の絡を介して胸→心下→小腸へと粛降を受け，排泄される。一方，血中の血が古くなったもの（病理的には瘀，あるいは乾血）は，前述の如く，血脈の外へ処理・排泄されうる状態（狭義の血中の濁）へと転化されねばならない。恐らくその転化は，血脈の循環系においては，肝において行われると思われる。肝は蔵血の過程において，血濁にこのような転化作用を及ぼしていると考えられる。こうして，肝において脈管外へ処理可能となった血中の濁は，どこから脈外へと出るのであろうか？　そのルートとして，われわれは肝→血室→大腸という路線を想定している。

大黄は，1つは前に述べたように胸→心下→小腸への粛降を高め，血中の湿濁を除去する。もう1つは肝における狭義の"血中の濁"の転化を促進し，かつ肝→血室→大腸へと排出する。すなわち，大黄の"推

"陳"作用は，血中の湿濁，血濁の両面に及ぶ。これにより先に提起した大黄と虫類薬の行瘀の違いが理解される。局所において，質的変化をとげた乾血を虫類薬が血の処理過程へ引きもどし，大黄がさらにその転化を促し，脈外，体外へと運びさると考える。

大黄の臨床応用について

　以上のように，大黄はけっして単なる下剤でなく，その作用は広く，気分，血分に及ぶ。それゆえ，大黄は便秘の有無とは関係なく用いられるべきである。また腹証も，胃実あるいは，少腹の血瘀を目的とするとき以外は，とらわれるべきでない。なぜなら，血瘀は全身いたるところに生じ得，当然少腹に所見を呈してこないこともあるからである。用量に関して，下剤としては個人差がきわめて大きいが，清熱や行瘀を目的とするときは，できれば10g以上は必要と思われる（『傷寒論』での大黄の常用量は60gである）。現代薬理学的にも成分分析上，大黄の瀉下作用はSennosideにより，抗炎症作用はlindleyin，抗精神作用はRG-tanninによるとされ，一元的なものではない。Sennosideはアルコールに溶けやすく，熱により分解されやすいので，大黄を瀉下以外の目的で使用する場合，酒炒，酒蒸の修治や先煎を試みている。次の1)〜7)は，71頁の図中の番号を指す。

1. 大黄の最も一般的下気作用は4) 5)であり，その結果2) 3)に対しても作用を発揮する。
2. 血分に対して瘀血や積聚を6) 7)にて外に排出する。
3. 血中の濁を1) 2) 3) 5)の経路で降ろす。

処方：茵蔯蒿湯，桂枝加大黄湯，下瘀血湯，厚朴三物湯，厚朴七物湯，厚朴大黄湯，柴胡加竜骨牡蠣湯，三黄湯（千金），梔子大黄湯，瀉心湯，小承気湯，大黄黄連瀉心湯，大黄甘草湯，大黄甘遂湯，大黄硝石湯，大黄附子湯，大黄牡丹皮湯，大陥胸湯，大柴胡湯，大承気湯，調胃承気湯，抵当湯，桃核承気湯，風引湯，苓甘姜味辛夏仁黄湯，附子瀉心湯

　丸剤：已椒藶黄丸，三物備急丸，大黄䗪虫丸，大陥胸丸，抵当丸，鼈甲煎丸，麻子仁丸

大棗　たいそう

《本経上》
味甘平。生平沢。治心腹邪気。安中養脾。助十二経。平胃気。通九竅。補少気少津。身中不足。大驚。四肢重。和百薬。久服軽身長年。葉覆麻黄能出汗。

《別録上》
無毒。補中益気，強力，除煩悶，治心下懸，腸澼。久服不飢神仙。一名乾棗，一名美棗，一名良棗。八月採，暴乾。三歳陳核中人，燔之，味苦，主治腹痛，邪気。生棗，味甘，辛，多食令人多寒熱，羸痩者，不可食。生河東。殺烏頭毒。

効能：①守胃。気津ともに守るが主として津液を守る。
　　　②補胃気津
　　　③治驚安神（甘麦大棗湯）
　　　④①の結果峻烈な薬物の性を緩和する（十棗湯，呉茱萸湯）
作用する場所：胃，肺，心，心包，肌，肉
処方：大棗1枚：朮附湯（近効方），防已黄耆湯
　　　大棗4枚：桂枝二越婢一湯
　　　大棗5枚：桂枝麻黄各半湯，柴胡加芒硝湯，桂枝二麻黄一湯
　　　大棗6枚：柴胡加竜骨牡蠣湯
　　　大棗7枚：柴胡桂枝湯，白朮附子湯，射干麻黄湯
　　　大棗10枚：甘草大棗湯
　　　大棗12枚：生姜瀉心湯，旋覆花代赭石湯，大柴胡湯，大青竜湯，葶藶大棗瀉肺湯，（千金）当帰建中湯，麦門冬湯，半夏瀉心湯，文蛤湯，（千金）防已黄耆湯，麻黄連軺赤小豆湯
　　　大棗15枚：越婢湯，越婢加朮湯，越婢加半夏湯，生姜甘草湯，竹葉湯，茯苓桂枝甘草大棗湯

大棗25枚：当帰四逆湯，当帰四逆加呉茱萸生姜湯
大棗30枚：橘皮竹茹湯，炙甘草湯
丸剤：大棗100枚：薯蕷丸
　　　竹皮大丸（棗肉和丸弾子大）不明，皂莢丸（以棗膏和湯）

沢漆　たくしつ

《本経下》
味苦微寒。生川沢。治皮膚熱。大腹水気。四肢面目浮腫。丈夫陰気不足。

《別録下》
味辛，無毒。利大小腸，明目，軽身。一名漆茎，大戟苗也。生太山。三月三日，七月七日採茎葉，陰乾。
小豆為之使，悪薯蕷。

効能：腹中の水気，肌水を治すと同時に，心下から小腸への水気の粛降を促す。心下→小腸への粛降をすることにより肺→心下へ粛降を行う。
『本経』"治大腹水気，四肢面目浮腫"

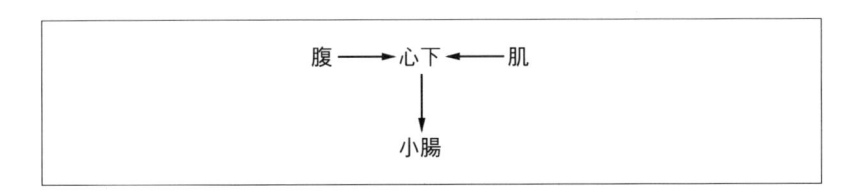

```
腹 ――→ 心下 ←―― 肌
          ↓
         小腸
```

作用する場所：腹，肌，心下
参考：『本草「匯言」』に「沢漆の作用は，大戟と同様であるが緩やかである」とあり，その粛降作用は，広汎かつ確実である可能性がある。

処方：沢漆湯

沢瀉　たくしゃ

《本経上》
一名水瀉。一名芒芋。一名鵠瀉。味甘寒。生池沢。治風寒湿痺。乳難。消水。養五蔵。益気力。肥健。久服耳目聰明。不飢延年軽身。面生光。能行水上。

《別録上》
味鹹，無毒。主補虛損，五労，除五蔵痞満，起陰気，止洩精，消渇，淋瀝，逐膀胱三焦停水。扁鵲云"多服，病人眼"。一名及瀉。生汝南。五月，六月，八月，採根，陰乾。畏海蛤，文蛤。
葉：味鹹，無毒。主治大風，乳汁不出，産難，強陰気。久服軽身。五月採。
実：味甘，無毒。主治風痺，消渇，益腎気，強陰，補不足，除邪湿。久服面生光，令人無子。九月採。

効能：利水。肌，腹（腹水），心下の水湿をさばき小腸膀胱より尿として排出させる。
作用する場所：肌，心下，小腸，膀胱（腹）
処方：沢瀉湯，猪苓湯，茯苓沢瀉湯
　　　丸剤：崔氏八味丸（腎気丸）
　　　散剤：五苓散，当帰芍薬散，牡蠣沢瀉散

淡豆豉　たんとうし（豉）

《別録上》
味苦，寒，無毒。主治傷寒，頭痛，寒熱，瘴気，悪毒，煩燥，満悶，虚労，喘吸，両脚疼冷，又殺六畜胎子諸毒。

参考：『本草従新』発汗解肌
　　　現代中医：疏散宣透
　　　　透散表邪，宣散鬱熱，但発汗之力為平穏，有発汗不傷陰之説
　　現代の中医学では，①透散表邪②宣散鬱熱の効能をいわれている。
　　これも『別録』の"治傷寒頭痛寒熱""治煩燥満悶"の効能から理解されよう。
　　『傷寒論』においては，梔子豉湯にみられる如く胸中の鬱熱を胸から皮に宣透し解する。

効能：胸中の鬱熱を宣透する。
作用する場所：胸
処方：枳実梔子豉湯，梔子豉湯，梔子甘草豉湯，梔子生姜豉湯，梔子大黄湯
　　　散剤：瓜蔕散

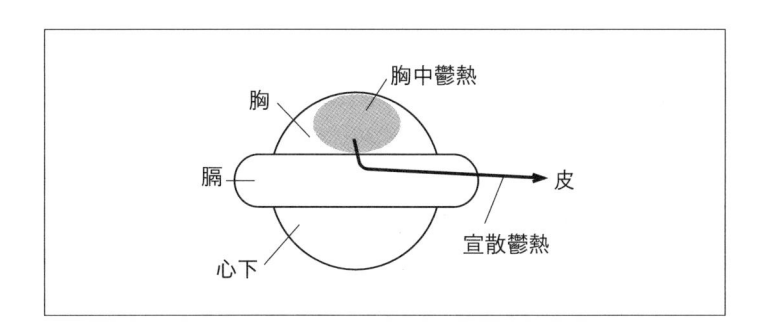

竹葉　ちくよう

《本経中》
味苦平。治咳逆上気。溢筋悪瘍。殺小虫。根。作湯。益気止渇。補虚下気。汁。治風痙痺。実。通神明。軽身益気。

《別録中》
竹葉：芹竹葉大寒，無毒。主除煩熱，風痙，喉痺，嘔逆。根，消毒。生益州。
淡竹葉：味辛，平，大寒。主治胸中淡熱，咳逆上気。其瀝，大寒，治暴中風，風痺，胸中大熱，止煩悶。其皮茹，微寒，主治嘔啘，温気寒熱，吐血，崩中，溢筋。
苦竹葉及瀝：治口瘡，目痛明目，通利九竅。竹笋，味甘，無毒。主消渇，利水道，益気，可久食。乾笋，燒服，治五痔血。

効能：疎散風熱，清心除煩，降気
　　　『本経』"咳逆上気"，『別録』"咳逆上気"。
　　　『傷寒論』397条，竹葉石膏湯"傷寒解後，虚羸少気，気逆欲吐"
　　　これらを考えるに基本的作用は降気にある。
　　　降気の結果，『別録』"治胸中痰熱""吐逆"の作用を発揮する。
　　　またその気は『本経』"平"，『別録』"大寒"より"治煩熱"の効を有す。
作用する場所：咽，胸，肺，胃，心
処方：竹葉石膏湯，竹葉湯
参考：明代以前の淡竹葉はハクチ，つまり竹葉である。

知母　ちも

《本経中》
一名蚳母。一名連母。一名野蓼。一名地参。一名水参。一名水浚。一名貨母。一名蝭母。味苦寒。生川谷。治消渇熱中。除邪気。肢体浮腫。下水。補不足益気。

《別録中》
無毒。主治傷寒久瘧煩熱，脇下邪気，膈中悪，及風汗内疸。多服令人洩。一名女雷，一名女理，一名児草，一名鹿列，一名韭逢，一名児踵草，一名東根，一名水須，一名沈燔，一名薅，一名昌支，生河内。二月，八月採根，暴乾。

効能：①清熱，降胃，清膈熱
　　　　　胃，肺，膈，肌の熱を清し，胃，腎，肺の虚熱を清す。
　　　②滋陰
　　　　　胃，肺，腎の陰を補う。胃陰を補い，生じた胃陰を腎に供給する。
作用する場所：胃，肺，膈，肌，腎
処方：桂枝芍薬知母湯，酸棗仁湯，白虎湯，白虎加桂枝湯，白虎加人参湯，百合知母湯，麻黄升麻湯
参考：清膈熱の作用があり，黄芩の代用として一定の効果がある。

猪苓　ちょれい

《本経中》
一名豭猪矢。味甘平。生山谷。治痎瘧。解毒。蠱注不祥。利水道。

久服軽身耐老。

《別録上》
味苦，無毒。生衡山及濟陰，宛朐。二月，八月採，陰乾。

効能：①利水
　　　　直接膀胱に作用し排尿する。
作用する場所：膀胱
処方：猪苓湯
　　散剤：五苓散，猪苓散

通草　つうそう（木通）

《本経中》
一名附支。味辛平。生山谷。去悪虫。除脾胃寒熱。通利九竅血脈関節。令人不忘。

《別録中》
味甘，無毒。主治脾疸，常欲眠，心煩，噦出音聲，治耳聾，散癰腫，諸結不消，及金瘡，悪瘡，鼠瘻，蟲折，齆鼻，息肉，堕胎，去三虫。一名丁翁，生石城及山陽。正月採枝，陰乾。

効能：脈外の気を通じる。
作用する場所：脈外の気
処方：当帰四逆湯，当帰四逆加呉茱萸生姜湯
参考：古書における通草は木通のことである。
木通の効能：降火利水。心火が小腸に移ることによる焦燥，不眠，口内炎，
　　　　　排尿痛，尿道灼熱感，排尿困難に導赤散（木通，地黄，竹葉，甘草）

を用いる。

葶藶子　ていれきし（葶藶）

《本経下》
一名大室。一名大適。味辛寒。生平沢。治癥瘕積聚結気。飲食寒熱。破堅逐邪。通利水道。

《別録下》
大寒，無毒。下膀胱水，腹留熱気，皮間邪水上出，面目腫，身暴中風熱痱癢，利小腹。久服令人虚。一名丁歴，一名蕇蒿。生藁城及田野。立夏後採実，陰乾。得酒良，楡皮為之使，悪僵蚕，石竜芮。

効能：①粛降肺気（第1粛降）（葶藶大棗瀉肺湯）
　　　②粛降心下（第2粛降）
　　　③利水
　　　　皮，血中，胸，肺，肌，心下，腹の水を去る。
　　　　"腸間有水気"（已椒藶黄丸）
作用する場所：肺，胸，心下，腹，皮，肌，血脈中
処方：葶藶大棗瀉肺湯
　　　散剤：牡蠣沢瀉散
　　　丸剤：已椒藶黄丸，大陥胸丸，鼈甲煎丸
　　　その他：小児疳虫蝕歯方
参考：①葶藶には甜葶藶，苦葶藶の2種があるが，粛降，行水の作用は苦葶藶の方が優れている。
　　　　苦葶藶（北葶藶）：独行菜 *Lepidium apetalum* Willd.
　　　　甜葶藶（南葶藶）：播娘蒿 *Descurainia sophia*
　　　　日本で流通しているのは甜葶藶である。
　　　②『傷寒』『金匱』では，必ず炒って潰してから使用している。

天門冬　てんもんどう

《本経上》
一名顛勒。味苦平。生山谷。治諸暴風湿偏痺。強骨髄。殺三虫。去伏尸。久服軽身益気延年。

《別録上》
味甘，大寒，無毒。保定肺気，去寒熱，養肌膚，益気力，利小便，冷而能補。久服不飢。二月，三月，七月，八月採根，暴乾。
垣衣，地黄為之使，畏曾青。

効能：補腎肺陰
作用する場所：腎，肺
処方：麻黄升麻湯

当帰　とうき

《本経中》
一名乾帰。味甘温。生川谷。治咳逆上気。温瘧寒熱。洗洗在皮膚中。婦人漏下絶子。諸悪瘡瘍。金創。煮飲之。

《別録中》
味辛，大温，無毒。主温中止痛，除客血内塞，中風痙，汗不出，湿痺，中悪，客気虚冷，補五蔵，生肌肉。生隴西。二月，八月採根，陰乾。
悪䕡茹，畏菖蒲，海藻，牡蒙。

効能：①血を温め，めぐらせる（活血）。
　　　②補血

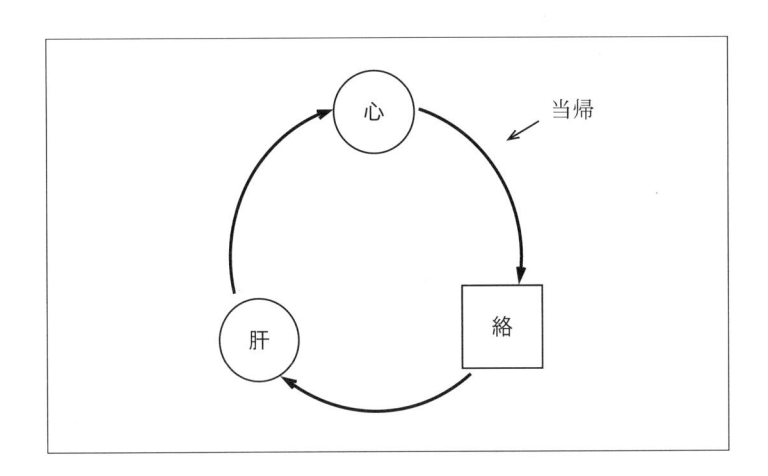

```
        心  ← 当帰
       ↗  ↘
      肝    絡
       ↖__↙
```

作用する場所：血脈
　心から絡の方に推進

処方：温経湯，芎帰膠艾湯，升麻鼈甲湯，続命湯（古今録験），当帰四逆湯，当帰四逆加呉茱萸生姜湯，当帰生姜羊肉湯，内補当帰建中湯（千金），奔豚湯，麻黄升麻湯

　　丸剤：烏梅丸，薯蕷丸，当帰貝母苦参丸

　　散剤：侯氏黒散，赤小豆当帰散，当帰散，当帰芍薬散

参考：『傷寒』『金匱』の処方における当帰の効能は，主として活血作用であり，現在の中医学で常識になっている補血，養血の効能はほとんどあげられていない。

　　ただし，『本経』において"味甘温"，また滋潤作用も有することから一定の補血の効能も否定はできない。

桃仁　とうにん（桃核）

《本経下》
味苦平。生川谷。治瘀血血閉瘕。邪気。殺小虫。桃華。殺注悪鬼。令人好色。桃梟。殺百鬼精物。桃毛。下血瘕。寒熱積聚。無子。桃蠹。殺鬼。辟不祥。

《別録下》
味甘，無毒。主咳逆上気，消心下堅，除卒暴撃血，破瘕癥，通月水，止痛。七月採取人，陰乾。桃華，味苦，平，無毒。主除水気，破石淋，利大小便，下三虫，悦沢人面。三月三日採，陰乾。桃梟，味苦。主中悪腹痛，殺精魅五毒不祥。一名桃奴，一名梟景。是実著樹不落，実中者，正月採之。桃毛，主帯下諸疾，破堅閉。刮取実毛用之。桃蠹，食桃樹虫也。其茎白皮，味苦，辛，無毒。除邪気，中悪，腹痛，去胃中熱。其葉，味苦，平，無毒。主除尸虫，出瘡中虫。膠，錬之，主保中不飢，忍風寒。其実，味酸，多食令人有熱。生太山。

効能：破瘀，潤腸，止咳
　　　桃仁は活血化瘀の作用のある植物薬のなかでは特殊であり，その効用は虫類薬に近い。つまり血の性状を変化させサラサラにする。そのため，虫類薬を使用する処方には，しばしば併用される（土瓜根散のみが例外）。ただし血を動かす作用（行血）はない。
　　　またその形態は杏仁と区別しがたいくらい似ており，葦茎湯（千金）にみられる如く止咳作用も有する。
　　　血室中の瘀血，血脈中の瘀血および血脈から逸脱した瘀血に対して作用する。
作用する場所：血室，血脈中
処方：葦茎湯（千金），下瘀血湯，大黄牡丹湯，桃核承気湯，抵当湯

丸剤：桂枝茯苓丸，大黄䗪虫丸，抵当丸，鼈甲煎丸

土瓜根　　どかこん（王瓜根，王瓜）

《本経中》
一名土瓜。味苦寒，生平沢。治消渇内痺。瘀血月閉。寒熱酸疼。益気愈聾。

《別録中》
無毒。主治諸邪気熱結，鼠瘻，散癰腫，留血，婦人帯下不通，下乳汁，止小便数不禁，逐四肢骨節中水，治馬骨刺入瘡。生魯地田野，及人家垣牆間。三月採根，陰乾。

効能：瀉熱，生津，破血，消瘀
作用する場所：血脈
処方：散剤：土瓜根散
参考：効能は桃仁と栝楼根を合わせたような作用をもつ。
　　『傷寒』『金匱』中，虫類薬を使用する処方においては必ず桃仁が併用されるが，この土瓜根散のみは桃仁が使用されていない。
　　散剤であるので桃仁が使用しにくい点，また前述した如く土瓜根≒桃仁＋栝楼根という桃仁に近い作用を有している点の2点において土瓜根は使用されている。

独活　どっかつ

《本経上》
一名羌活。一名羌青。一名護羌使者。味苦平。生川谷。治風寒所撃。金創。止痛。賁豚癇痓。女子疝瘕。久服軽身耐老。

《別録上》
味甘，微温，無毒。主治諸賊風，百節痛風無久新者。一名胡王使者，一名独揺草。此草得風不揺，無風自動。生雍州，或隴西南安。二月，八月採根，暴乾。
豚実為之使。

効能：去風湿，止痛
作用する場所：肌，肉，節
処方：三黄湯（千金）

人参　にんじん

《本経上》
一名人銜。一名鬼蓋。味甘微寒。生山谷。補五蔵。安精神。定魂魄。止驚悸。除邪気。明目。開心益智。久服軽身延年。

《別録上》
微温，無毒。主治腸胃中冷，心腹鼓痛，胸脇逆満，霍乱吐逆，調中，止消渇通血脈，破堅積，令人不忘。一名神草，一名人微，一名土精，一名血参。如人形者有神。生上党及遼東。二月，四月，八月上旬採根，竹刀刮，暴乾，無令見風。

茯苓為之使，悪溲疏，反藜蘆。

効能：①守胃気（広義の気）
　　　　その守胃の力は甘草より強力である。たとえば，木防已湯あるいは呉茱萸湯において，甘草ではなく人参が4両あるいは3両入っている。
　　　　木防已＋石膏，呉茱萸などの強力な効能に対向して守胃するには，比較的多量の人参（3〜4両）を必要とする。
　　　②補胃気
　　　　胃気を守り留めることにより，胃気は供給より蓄積の方向性を有すことになり，その結果補気につながる。
　　　③生津
　　　　胃気を守り，津液を守ることにより結果的に生津作用につながる。
作用する場所：胃
参考：人参は一般に"益気""補気"の効能が強調され，服用するといかにもすぐに元気が出るような生薬と思われている。
　　　しかし本当に虚している人の元気を鼓舞することは問題がある。虚している人が一時的にでも元気になるということは，さらに胃気を消耗するからである。これではまるで"覚醒剤"と同じで，服すれば服するほど無理に元気を鼓舞することになり生体は益々虚してしまう。
　　　元気をつける目的での"益気"が，元気を消耗するという矛盾が理解されると思う。
　　　前述した如く"守胃"の効能が主であり，胃気をあまり消耗させずむしろ貯蓄することにより一定の期間を経てはじめて元気になるのである。
処方：温経湯，黄芩湯（外台），黄連湯，乾姜黄連黄芩人参湯，甘草瀉心湯，橘皮竹茹湯，桂枝加芍薬生姜人参新加湯，桂枝人参湯，厚朴生姜甘草半夏人参湯，呉茱萸湯，柴胡加芒硝湯，柴胡加竜骨牡蠣湯，柴胡去半夏加栝楼湯，柴胡桂枝湯，四逆加人参湯，炙甘草湯，生姜甘草湯，生姜瀉心湯，小柴胡湯，旋覆代赭湯，続命湯（古今録験），大建中湯，大半夏湯，沢漆湯，竹葉石膏湯，竹葉湯，人参湯，麦門冬湯，半夏瀉心湯，白虎加人参湯，茯苓飲（外台），茯苓四逆湯，

附子湯，木防已湯，木防已加茯苓芒硝湯
丸剤：烏梅丸，乾姜人参半夏丸，九痛丸，薯蕷丸，鼈甲煎丸，理中丸
散剤：侯氏黒散
参考：木防已湯において，石膏鶏子大12枚の多量の使用に対して人参4両使用している。
木防已去石膏加茯苓芒硝湯については，芒硝はわずかに3合の使用であるので人参の4両は多すぎるという疑問もあるとは思うが，この処方はまず鶏子大3枚の石膏が入った木防已湯を投与して治癒しないものに，さらに続投するのであるから，この点からみると人参4両も納得されよう。
『金匱要略』痰飲欬嗽病脈証併治第十二
"膈間支飲，其人喘満，心下痞堅，面色黧黒，其脈沈緊，得之数十日，医吐下之不癒，木防已湯主之。虚者即癒，実者三日復発，復与不癒者，宜木防已湯去石膏加茯苓芒硝湯主之"

敗醬草　はいしょうそう（敗醬）

《本経中》
一名鹿腸。味苦平。生川谷。治暴熱。火瘡赤気。疥瘙疽痔。馬鞍熱気。

《別録中》
味鹹，微寒，無毒。主除癰腫，浮腫，結熱，風痺不足，産後腹痛。一名鹿首，一名馬草，一名沢敗。生江夏。八月採根，暴乾。

効能：清熱解毒，消腫排膿，活血行瘀
作用する場所：小腸，大腸，肌，肉（癰腫に対して作用する）
処方：散剤：薏苡附子敗醬散

貝母　ばいも

《本経中》
一名空草。味辛平。治傷寒煩熱。淋瀝邪気疝瘕。喉痺乳難。金創風痙。

《別録中》
味苦，微寒，無毒。主治腹中結実，心下満，洗洗悪風寒，目眩，項直，咳嗽上気，止煩熱渇，出汗，安五蔵，利骨髄，一名薬実，一名苦菫，一名苦菜，一名商草，一名勒母。生晋地。十月採根，暴乾。
厚朴，白微為之便，悪桃花，畏秦椒，礬石，莽草，反烏頭。

効能：①熱痰を治す。
　　　　②散結
作用する場所：喉，胸，肺および全身の痰の存在する場所
処方：**散剤**：白散（桔梗白散）
　　　　丸剤：当帰貝母苦参丸
参考：『傷寒』『金匱』においては，丸剤，散剤のみの使用となっている。後の時代に湯液でも使用されるようになるが，湯液での使用時は使用量をやや多くしないと効果が出にくいと考える（20～30ｇ）。
川貝母，象貝母の２種があり，日本において流通しているのは主に象貝母である。
桔梗白散（桔梗三分　巴豆一分　貝母三分）は寒実結胸（寒痰）に使用される。これは熱薬の巴豆と併用することにより対応している。実際の臨床において巴豆は使いにくいので，軽症の場合，乾姜で代用し，貝母，桔梗，乾姜，あるいは半夏，乾姜，全栝楼にても一定の対応は可能である。

柏実　はくじつ（柏子仁）

《本経上》
味甘、平。主驚悸、安五蔵、益気、除湿痺。久服、令人悦澤美色、耳目聡明、不飢不老、軽身延年。生山谷。

《別録上》
無毒。主治恍惚、虚損、吸吸歴節、腰中重痛、益血、止汗。生太山。柏葉尤良。

効能：養心安神、治悸、益陰止汗
作用する場所：心
処方：竹皮大丸の加味方
参考：『金匱要略』婦人産後病脈証治　第10条
　　　婦人乳中虚、煩乱、嘔逆、安中益気、竹皮大丸主之。
　　　生竹茹二分　石膏二分　桂枝一分　甘草七分　白薇一分
　　　右五味、末之、棗肉和丸弾子大、以飲服一丸、日三、夜二服。有熱者、倍白薇。煩喘者、加柏実一分。

白頭翁　はくとうおう

《本経下》
一名野丈人。一名胡王使者。味苦温無毒。生川谷。治温瘧狂易。寒熱癥瘕積聚癭気。逐血止痛。療金創。

《別録下》
有毒。主治鼻衄。一名奈何草。生嵩山及田野，四月採。

効能：清熱，止痢，凉血
作用する場所：小腸，大腸，血脈
　　『本経』"逐血止痛""療金創"，『別録』"鼻衄"より，血分に入って
　　清熱，凉血の作用も有していると考える。
処方：白頭翁湯，白頭翁加甘草阿膠湯

麦門冬　ばくもんどう

《本経上》
味甘平。生川谷。治心腹結気。傷中傷飽。胃絡脈絶。羸痩短気。
久服軽身不老不飢。

《別録上》
微寒，無毒。主治身重目黄，心下支満，虚労，客熱，口乾，燥渇，
止嘔吐，癒痿蹙，強陰，益精，消穀調中，保神，定肺気，安五蔵，
令人肥健，美顔色，有子。秦名羊韭，斉名愛韭，楚名烏韭，越名
羊蓍，一名禹葭，一名禹余糧。葉如韭，冬夏長生。生函谷及堤坂
肥土石間久廃処。二月，三月，八月，十月採，陰乾。
地黄，車前為之使，悪款冬，苦瓠，畏苦参，青蘘。

効能：養陰，生津
作用する場所：胃，肺，心，心包
処方：温経湯，炙甘草湯，竹葉石膏湯，麦門冬湯
　　丸剤：薯蕷丸

巴豆　はず

《本経下》
一名巴椒。味辛温。生川谷。治傷寒温瘧寒熱。破癥瘕結堅積聚。留飲痰癖。大腹水脹。蕩練五蔵六府。開通閉塞。利水穀道。去悪肉。除鬼蠱毒注邪物。殺虫魚。

《別録下》
生温熟寒，有大毒。主治女子月閉，爛胎，金創膿血，不利丈夫陰，殺斑猫毒。可練餌之，益血脈，令人色好，変化与鬼神通。生巴郡。八月採実，陰乾，用之去心皮。
芫糀為之使，悪蘘草，畏大黄，黄連，藜蘆。

効能：峻下，逐水
作用する場所：胃，小腸，大腸，膀胱，胸，膈，心下
処方：走馬湯（外台）
　　　丸剤：九痛丸，三物備急丸
　　　散剤：白散（桔梗白散）

半夏　はんげ

《本経下》
一名地文。一名水玉。味辛平。生川谷。治傷寒寒熱。心下堅。下気。喉咽腫痛。頭眩胸脹。咳逆腸鳴。止汗。

《別録下》
生微寒，熟温，有毒。主消心腹胸中，膈痰熱満結，咳漱上氣，心下急痛堅痞，時気嘔逆，消癰腫，胎堕，治痿黄，悦沢面目。生令人吐，熟令人下。用之湯洗，令滑尽。一名守田，一名示姑。生槐里。五月，八月採根，暴乾。
射干為之使，悪皂莢，畏雄黄，生姜，乾姜，秦皮，亀甲，反烏頭。

効能：①化飲（痰湿）
　　　②止嘔
　　　③治喉咽腫痛
　　私の臨床経験では，あまり少量ではその効が不明確である。約30ɡ以上／日は必要と考える。
参考：湿，飲，痰について
　　湿は津液と性状がほとんど同じで白朮，茯苓，防已，沢瀉などで治す。
　　飲は湿より性状が粘調であり，半夏，天南星で治す。
　　痰は飲より性状がより粘調あるいは固形化したもので，全栝楼，貝母などで治す。
作用する場所：咽喉，胸，膈，心下，胃
処方：温経湯，越婢加半夏湯，黄芩加半夏生姜湯，黄芩湯（外台），黄連湯，葛根加半夏湯，栝楼薤白半夏湯，甘草瀉心湯，甘遂半夏湯，苦酒湯，桂苓五味甘草去桂加姜辛夏湯，厚朴生姜甘草半夏人参湯，厚朴麻黄湯，柴胡加芒硝湯，柴胡加竜骨牡蠣湯，柴胡桂枝湯，小陥胸湯，生姜瀉心湯，生姜半夏湯，小柴胡湯，小青竜湯，小青竜湯加石膏湯，小半夏湯，小半夏加茯苓湯，旋覆代赭湯，大柴胡湯，大半夏湯，沢漆湯，竹葉石膏湯，麦門冬湯，半夏厚朴湯，半夏散及湯，半夏瀉心湯，苓甘姜味辛夏仁湯，苓甘五味姜辛夏仁湯，附子硬米湯，奔豚湯，射干麻黄湯
散剤：半夏乾姜散
丸剤：乾姜人参半夏丸，赤丸，半夏麻黄丸，鼈甲煎丸

百合　びゃくごう

《本経中》
味甘平。生川谷。治邪気腹脹心痛。利大小便。補中益気。

《別録中》
無毒。主除浮腫，臚脹，痞満，寒熱，通身疼痛，及乳難喉痺腫，止涕涙。一名重箱，一名重邁，一名摩羅，一名中逢花，一名強瞿。生荊州。二月，八月採根，暴乾。

効能：①治百合病（清心安神作用）
　　　②潤肺止咳（経方ではないが百合固金湯〔『医方集解』〕）
　　　③胸の気陰を補う。
　　　心・肺の気陰を補い①②の作用を発揮する。
作用する場所：心，肺，胸
処方：滑石代赭湯，百合鶏子湯，百合地黄湯，百合洗方，百合知母湯
　　　散剤：百合滑石散

白朮　びゃくじゅつ（朮）

《本経上》
一名山薊。味苦温。生山谷。治風寒湿痺。死肌痙疸。止汗除熱。消食。作煎餌久服。軽身延年不飢。

《別録上》
味甘，無毒。主治大風在身面，風眩頭痛，目涙出，消痰水，逐皮

間風水結腫，除心下急満，及霍乱，吐下不止，利腰臍間血，益津液，暖胃，消穀，嗜食。一名山姜，一名山連。生鄭山，漢中，南鄭。二月，三月，八月，九月採根，暴乾。防風，地楡為之使。

効能：①利水　1．肌水を心下→小腸→膀胱へ導く。（防已黄耆湯，真武湯など）
　　　　　　2．腹水を心下→小腸→膀胱へ導く。
　　　　　　3．心下の痰湿を下降させる。（枳朮湯）
　　　②守胃　胃気の上外方向への過剰なベクトルから守る。
　　　　　　　ただし下方には守らない。
　　　③小腸の第1分別，第2分別ともに増強する。

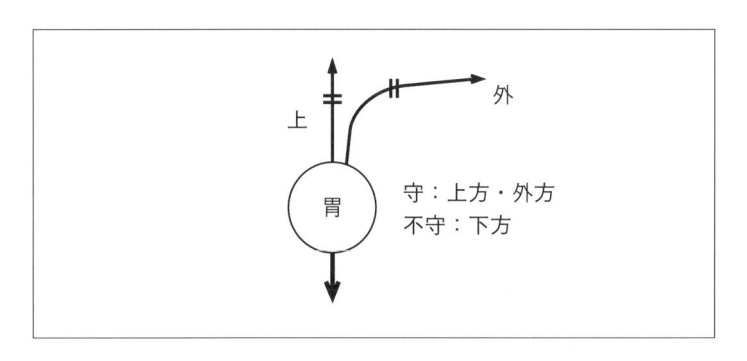

```
            ↑   ‖
            |    ＼→  外
         上  |       
            ○     守：上方・外方
            胃    不守：下方
            ↓
```

作用する場所：胃，小腸，心下，肌，腹，肉
処方：越婢加朮湯（千金）（四両），黄土湯（三），甘草乾姜茯苓白朮湯（二），甘草附子湯（二），枳朮湯（二），桂枝附子去桂加白朮湯（四），桂枝去桂加茯苓白朮湯（三），桂枝人参湯（三），桂枝芍薬知母湯（五），朮附湯（近効方）（二），真武湯（二），人参湯（三），沢瀉湯（二），白朮附子湯（二），茯苓飲（外台）（三），茯苓桂枝白朮甘草湯（二），茯苓戎塩湯（二），茯苓沢瀉湯（三），附子湯（四），防已黄耆湯（千金・風痺門）（三），麻黄加朮湯（四），麻黄升麻湯（六銖）　（　）内は白朮の量
丸剤：薯蕷丸，理中丸
散剤：侯氏黒散，五苓散，天雄散，当帰散，当帰芍薬散，白朮散
参考：①枳朮湯は心下の痰湿に対して有効であり，半夏で奏功しないもの

95

に使用してみる価値は大きい。
　②白朮二両は心下の飲を去る。三両は胃飲と心下の飲を去る。三〜五両は外殻の湿を去る。

白朮と蒼朮について

　『神農本草経』上品に「朮」の名前で記載されており，『本草経集注』のなかで陶弘景は「朮乃有両種，白朮葉大有毛而作椏（切れこみ），根甜而少油，可作丸散用。赤朮葉細無椏，根小苦而多膏，可作煎用」のように白朮と赤朮（蒼朮である可能性もある）に分けている。
　現在キク科，中国産白朮は *Atractylodes ovata* DC. オオバナオケラとされ，中国産蒼朮は *Atractylodes lancea* DC. ホソバオケラとされている。（オケラには，その他に中国産，日本産数種類が存在する）
　また『名医別録』「朮」の項には「生鄭山，漢中，南鄭」とあり，鄭山は河南省，漢中，南鄭は陝西省で，当地に産する朮は西北蒼朮（シナオケラ）*Atractylodes lancea* DC. var *chinensis* Kitam. という基原植物であることが判明している。
　白朮と蒼朮が区別された時代については，意見が分かれるが，経方の時代（後漢代）には，朮はすべて蒼朮であったという説もある。
　宋の時代の寇宗奭による『本草衍義』には，白朮・蒼朮をはっきり区別しており，その影響か，宋版『傷寒雑病論』ではすべて白朮を採用している。
　そして明代の『本草綱目』や『本草品彙精要』には，白朮・蒼朮を別々に記載し，両書とも蒼朮の項には「其蒼朮別雄壮之気，以其経泔浸火炒，故能出汗，与白朮止汗特異，用者不可以之代彼」と二者を区別している。
　今日，わが国に流通している朮類は，白朮がオケラ（*Atractylodes japonica*）・オオバナオケラ等で，蒼朮はホソバオケラ・シナオケラ等である。これらの交配種も存在する。
　蒼朮は，辛苦温で性質は壮烈であり，利水作用に発散作用を兼ねている。ただし白朮のように，補う作用や守胃作用はない。したがって症例によって白朮，蒼朮は使い分けるべきである。

白前　びゃくぜん

《別録中》
味甘，微温，無毒。主治胸脇逆気，咳嗽上気。

効能：降気化痰
作用する場所：肺
処方：沢漆湯

白薇　びゃくび

《本経中》
味苦平。生川谷。治暴中風身熱。肢満。忽忽不知人。狂惑邪気。寒熱酸疼。温瘧洗洗。発作有事。

《別録中》
味鹹，大寒，無毒。主治傷中淋露。下水気，利陰気，益精。一名白幕，一名薇草，一名春草，一名骨美。久服利人。生平原。三月三日採根，陰乾。
悪黄耆，乾姜，乾漆，山茱萸，大棗。

効能：①清熱涼血，清虚熱
　　　②利水通淋
作用する場所：心，心包，肺，肝，腎，胃，膈，肌，肉，膀胱
処方：丸剤：竹皮大丸

97

茯苓　ぶくりょう

《本経上》
一名茯菟。味甘平。生山谷。治胸脇逆気。憂恚驚邪恐悸。心下結痛。寒熱煩満咳逆。止口焦舌乾。利小便。久服安魂魄。養神。不飢延年。

《別録上》
茯苓：無毒。止消渇，好唾，大腹淋瀝。膈中痰水，水腫淋結，開胸府，調蔵気，伐腎邪，長陰，益気力，保神守中。其有根者，名茯神。
茯神：味甘，平。主辟不祥，治風眩，風虚，五労，七傷，口乾，止驚悸，多恚怒，善忘，開心益智，安魂魄，養精神。生太山大松下。二月，八月採，陰乾。
馬間為之使。得甘草，防風，芍薬，紫石英，麦門冬共治五蔵。悪白斂，畏牡蒙，地楡，雄黄，秦膠，亀甲。

効能：①利水
　　　　皮水，胸水，肺中の痰湿，血中の過剰な津を胸→心下→小腸→膀胱→尿へと導く。また腎，膀胱の湿や水気を去る。
　　　②養陰作用
　　　　三焦を通利し，悪い水を去り，そこに良い水（津液）を運ぶ。
　　　③安神作用
作用する場所：心，肺，胃，胸，膈，心下，皮，血中，腎，膀胱，小腸
処方：甘草乾姜茯苓白朮湯，桂枝去桂加茯苓白朮湯，桂苓五味甘草湯，桂苓五味甘草去桂加乾姜細辛半夏湯，真武湯，柴胡加竜骨牡蠣湯，小半夏加茯苓湯，猪苓湯，半夏厚朴湯，苓甘姜味辛夏仁黄湯，茯苓飲（外台），茯苓甘草五味姜辛夏仁湯，茯苓甘草湯，茯苓杏仁甘草湯，茯苓桂枝甘草大棗湯，茯苓桂枝白朮甘草湯，茯苓四逆湯，茯苓戎塩

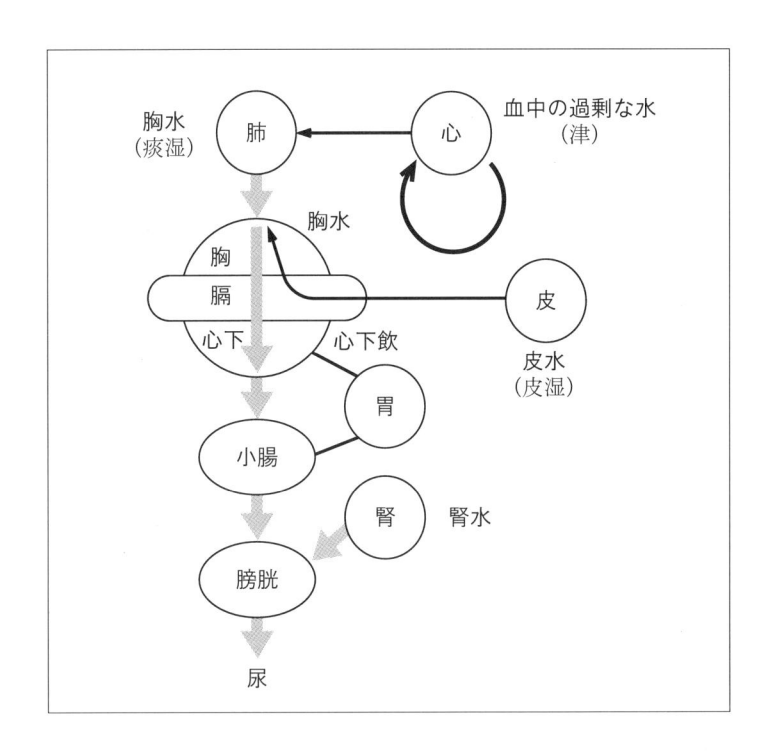

湯，茯苓沢瀉湯，附子湯，防已茯苓湯，麻黄升麻湯，木防已去石膏加茯苓芒硝湯，苓甘五味姜辛湯，酸棗仁湯

丸剤：栝楼瞿麦丸，崔氏八味丸，薯蕷丸，赤丸，桂枝茯苓丸

散剤：葵子茯苓散，侯氏黒散，五苓散，猪苓散，当帰芍薬散

附子　ぶし

《本経下》

味辛温。生山谷。治風寒咳逆邪気。温中。金瘡。破癥堅積聚。血瘕寒湿。踒躄拘攣。膝痛不能行歩。

《別録下》

味甘，大熱，有大毒。主治脚疼冷弱，腰脊風寒，心腹冷痛，霍乱転筋，下利赤白，堅肌骨，強陰。又堕胎，為百薬長。生犍為及広漢。八月採為附子，春採為烏頭。

地胆為之使，悪呉公，畏防風，黒豆，甘草，黄耆，人参，烏韮。

効能：1 生用
　　　　振陽作用（陽気を鼓舞する）
　　　　特に胃腎の陽気を鼓舞する（例：四逆湯，乾姜附子湯）
　　　2 炮用
　　　　①生用のときと同じく振陽作用（ただし生用より弱い）
　　　　②温補腎気（例：崔氏八味丸〔腎気丸〕）
　　　　③胃気を脈中の血，脈外の気に運び上げ推進し，通絡止痛する。
　　　　④③の結果，肌，肉，節，骨節中の風邪，湿邪を駆逐する。
　　　　⑤③の結果，温通作用を発揮する。

参考：附子の主たる効用は温通作用にあるが，熱証のものに対しても禁忌ではない。通絡止痛が必要なときは，たとえ熱証の側面があっても清熱薬を併用し，附子を使用する。
　　　　たとえば　附子＋知母，附子＋石膏

作用する場所：脈中の血，脈外の気，胃，腎

処方：黄土湯，乾姜附子湯，甘草附子湯，桂枝加附子湯，桂枝去桂加白朮湯，桂枝去芍薬加附子湯，桂枝去芍薬加麻黄細辛附子湯，桂芍知母湯，桂枝附子湯，四逆湯，四逆加人参湯，芍薬甘草附子湯，真武湯，朮附湯（近効方），大黄附子湯，竹葉湯，通脈四逆湯，通脈四逆加猪胆汁湯，白通湯，白通加猪胆汁湯，白朮附子湯，茯苓四逆湯，附子硬米湯，附子湯，附子瀉心湯，麻黄附子甘草湯，麻黄附子細辛湯，麻黄附子湯

　　丸剤：烏梅丸，栝楼瞿麦丸，九痛丸，崔氏八味丸（腎気丸），赤石脂丸

　　散剤：紫石寒食散，頭風摩散，薏苡附子散，薏苡附子敗醬散，天雄散

文蛤　ぶんごう（海蛤）

《本経中》
一名魁蛤。味苦平。生池沢。治咳逆上気。喘息煩満。胸痛寒熱。文蛤。治悪瘡蝕五痔。

《別録中》
海蛤：味鹹，無毒。主治陰痿。生東海。
　　　蜀漆為之使，畏狗胆，甘遂，芫花。
文蛤：味鹹，平，無毒。主治咳逆胸痺，腰痛脇急，鼠瘻，大孔出血，崩中漏下。生東海，表有文，取無時。

効能：①生津止渇
　　　②経方以外では軟堅，化痰作用
　　　『金匱要略』において"渇欲飲水不止者，文蛤散主之"，"吐後渇欲得水而貪飲者，文蛤湯主之"とあり，口渇し，いくら水を飲んでも収まらないものを治している。これは阿膠のところで述べた如く，外なる水が内なる水に変化せず，口→胃→小腸→膀胱へと素通りしていくからである。
　　　阿膠は飲食物全般に対して陰を産生する方向に働くが，文蛤は水に対してのみ作用する。

作用する場所：胃
処方：文蛤湯
　　　散剤：文蛤散

鼈甲　べっこう

《本経中》
味鹹平。生池沢。治心腹癥瘕。堅積寒熱。去痞息肉。陰蝕痔悪肉。

《別録中》
無毒。主治温瘧，血瘕，腰痛，小児脇下堅。肉，味甘，治傷中，益気，補不足。生丹陽，取無時。悪礬石。

効能：①治瘧　膈の深いところの病邪を治す。
　　　②軟堅
　　　③滋陰潜陽（例：三甲復脈湯〔『温病条弁』〕）
作用する場所：肝，腎，膈，血脈
処方：升麻鼈甲湯
　　　丸剤：鼈甲煎丸

防已　ぼうい

《本経下》
一名解離。味辛平。生川谷。治風寒温瘧熱気。諸癇。除邪。利大小便。

《別録下》
味苦，温，無毒。主治水腫，風腫，去膀胱熱，傷寒，寒熱邪氣，中風，手脚攣急，止洩，散癰腫，悪結，諸蝸疥癬，虫瘡，通腠理，利九竅。文如車輻理解者良。生漢中。二月，八月採根，陰乾。殷蘖為之使，殺雄黄毒，悪細辛，畏草薢。

効能：①利水

皮，肌，肉，骨節，腹，胸，膈，心下，血中の湿を去る。

②下気

胸膈心下の昇降の降を主る。

ex 木防已湯（昇：桂枝　降：石膏，防已）

作用する場所：皮，肌，肉，骨節，膈，心下，腹，血脈

処方：防已黄耆湯，防已地黄湯，防已茯苓湯，木防已湯，木防已去石膏加茯苓芒硝湯

丸剤：已椒藶黄丸

参考：防已の種類について

漢防已（粉防已）：（ツヅラフジ科シマハスノカズラ）*Stephania tetrandra* S. Moore

木防已（広防已）：（ウマノスズクサ科）*Aristolochia fanchi* Wu（漢防已と称されることがあり要注意）

防已は粉防已と木防已に区別されて使用される。植物も異なっているが，木防已の投与にてヨーロッパ，日本などにおいて近位尿細管障害が多発し，最悪の場合，腎不全に至ることもあるので使用しない方が良いと考える。

高雄病院においても約2年間木防已を使用した経験があるが，幸いなことに近位尿細管障害の発生はみていない。したがって現在，木防已湯においても漢防已（粉防已）を使用しているが，効果は充分であると考えている。

芒硝　ぼうしょう

《別録上》

味苦，辛，大寒。主治五蔵積聚，久熱，胃閉，除邪気，破留血，腹中淡実結搏，通経脈，利大小便及月水，破五淋，推陳致新。生於朴消。

石韋爲之使，畏麦句姜。

効能：①瀉下蕩滌
　　　②軟堅
　　　③化痰，化似痰非痰

参考：似痰非痰について

　大陥胸湯中の芒硝は，"痰熱"に対して使用される。一方，調胃承気湯の条文に"大便硬""燥屎"などはなく，むしろ"下痢"の記載が多い。これは腸中に，性状が痰に似て痰でないもの（似痰非痰）が存在し，それに対して芒硝が奏効している。
　熱痰，似痰非痰を芒硝で治す。

芒硝，朴消，消石について

　鉱物学の研究家，益富嘉之助博士の『正倉院薬物を中心とする古代石薬の研究』によって，従来，芒硝とされていたものが $Na_2SO_4・10H_2O$ ではなく，$MgSO_4・7H_2O$（瀉利塩）と判定された。理由として「正倉院保存の芒硝は1200年を経過するもなお結晶の原形を保ち，僅かに潮解し透明である。もしこれが不安定な $Na_2SO_4・10H_2O$ であるならば，いかに厳密に密閉しても数カ月から数年で脱水し，原形はくずれて白色粉状の風化硝となる。元来（古代の文献から）芒硝，朴消なるものは鹹鹵の地（塩井）の製塩時に採集されるものであり，この鹵水にはNaClの他に多量の Na_2SO_4，$MgSO_4$ を含み，加熱蒸発して食塩を採り，さらに廃液から結晶硫酸ナトリウム，結晶硫酸マグネシウムが回収されていることから，実験的にNaCl，Na_2SO_4，$MgSO_4$ を混ぜて鹵水を作り，NaCl採取後，濃縮して Na_2SO_4（不安定な結晶），残液を再加熱して $MgSO_4$（安定な結晶）を採取した」ことによる。これにより芒硝は結晶硫酸マグネシウム $MgSO_4・7H_2O$ であり，朴消は今まで芒硝とされてきた $Na_2SO_4・10H_2O$ に少量の $MgSO_4$ 等を挾雑する不純な結晶硫酸ナトリウムである。
　また増富博士の「消石は現在の KNO_3 ではなく，水に溶解して姿を消すの意にして，芒硝，朴消等の総称であろう」という説をわれわれも参考に

するものである。

いずれにしても朴消，消石に関しては，不安定かつ不確定な性状および効能と思われるので，効能，作用する場所は芒硝のみにとどめた。

作用する場所：胸，膈，心下，胃，大腸，小腸
処方：調胃承気湯，柴胡加芒硝湯，桃核承気湯，大陥胸湯，大承気湯，木防已去石膏加茯苓芒硝湯，大黄牡丹皮湯
　　　丸剤：大陥胸丸，已椒藶黄丸

　　　芒硝の使用量
　　　芒硝1升：大陥胸湯
　　　芒硝半升：調胃承気湯　大陥胸丸（丸剤）
　　　芒硝3合：木防已去石膏加茯苓芒硝湯　大承気湯　大黄牡丹皮湯
　　　芒硝2両：桃核承気湯　柴胡加芒硝湯
　　　芒硝半両：已椒藶黄丸（丸剤）

消石　しょうせき

《本経上》
一名芒消。味苦寒。生山谷。治五蔵積熱。胃脹閉。滌去蓄結飲食。推陳致新。除邪気。錬之如膏。久服軽身。
《別録上》
味辛，大寒，無毒。主治五蔵十二経脈中百二十疾，暴傷寒，腹中大熱，止煩満消渇，利小便及瘻蝕瘡。天地至神之物，能化成十二種石，生益州，及武都，隴西，西羌，採無時。
螢火為之使，悪苦参，苦菜，畏女菀。

参考：芒硝を参照

朴消　ぼくしょう

《本経上》
味苦寒。生山谷。治百病。除寒熱邪気。逐六府積聚。結固留癖。能化七十二種石。錬餌服之。軽身神仙。

《別録上》
味辛，大寒，無毒。主治胃中食飲熱結，破留結，閉絶，停痰痞満，推陳致新。
錬之白如銀，能寒，能熱，能滑，能渋，能辛，能苦，能鹹，能酸。入地千歳不変，色青白者佳。黄者傷人，赤者殺人。一名消石朴。生益州，有鹹水之陽，採無時。畏麦句姜。

参考：芒硝を参照

蝱虫　ぼうちゅう（木蝱）

《本経中》
一名魂常。味苦平。生川沢。治目赤痛。眥傷涙出。瘀血血閉。寒熱酸慙。無子。

《別録下》
有毒。生漢中。五月取。

効能：作用する場所：処方：蜚蝱と同じ。

蟲虫　ぼうちゅう（䖟虫）

《本経中》
味苦微寒。生川谷。逐瘀血。破下血積。堅痞癥。寒熱。通利血脈及九竅。

《別録下》
有毒。主女子月水不通，積聚，除賊血在胸腹五蔵者，及喉痺結塞。生江夏。五月取，腹有血者良。

効能：破血逐瘀
　　　血室中の瘀血，血脈中の瘀血，および血脈から逸脱した瘀血に対して作用する。
　　　虫類薬は一般に粘稠な血の性状をサラサラに変化させる。
　　　蟲虫は䗪虫より，より急性の瘀血に対応している。
作用する場所：血室，血脈
処方：抵当湯
　　　丸剤：抵当丸，大黄䗪虫丸
参考：木蟲と䖟虫は同じものという確証はないが，効能面からみると同類と考える。

防風　ぼうふう

《本経中》
一名銅芸。味甘温。生川沢。治大風頭眩痛。悪風風邪。目盲無所見。風行周身。骨節疼痺煩満。久服軽身。

《別録中》
味辛、無毒。主治脇痛脇風、頭面去来、四肢攣急、字乳金瘡内痙。葉、主治中風熱汗出。一名茴草、一名百枝、一名屏風、一名藺根、一名百蜚。生沙苑及邯鄲、琅琊、上蔡。二月、十月採根、暴乾。得沢瀉、藁本治風、得当帰、芍薬、陽起石、禹余糧治婦人子蔵風、悪乾姜、藜蘆、白歛、芫花、殺附子毒。

効能：去風（内風、外風ともに治す）、去湿
作用する場所：肌、肉、骨節、血脈、腸
処方：桂枝芍薬知母湯、竹葉湯、防已地黄湯
　　散剤：侯氏黒散、紫石寒食散
　　丸剤：薯蕷丸

牡丹皮　　ぼたんぴ（牡丹）

《本経下》
一名鹿韭。一名鼠姑。味辛寒。生山谷。治寒熱中風。瘈瘲痙。驚癇邪気。除癥堅瘀血。留舎腸胃。安五蔵。療癰瘡。

《別録下》
味苦、微寒、無毒。主除時気、頭痛、客熱、五労、労気、頭腰痛、風噤、癲疾。生巴郡及漢中。二月、八月採根、陰乾。畏菟糸子、貝母、大黄。

効能：①活血（心→絡）
　　　②涼血
　　　③破血
　　　『本経』"除癥堅瘀血"

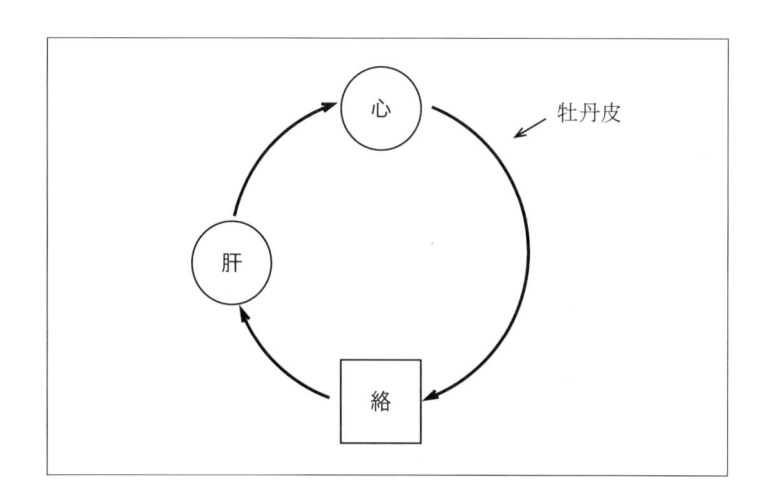

作用する場所：血脈
参考：牡丹皮は当帰，川芎と同じく味辛であり，心→絡までを推進する。
　　　ただし牡丹皮は寒性，当帰，川芎は温性である。
処方：温経湯，大黄牡丹湯
　　　丸剤：桂枝茯苓丸，崔氏八味丸（腎気丸），鼈甲煎丸

牡蠣　ぼれい

《本経上》
一名蠣蛤。味鹹平。生池沢。治傷寒寒熱。温瘧洒洒。驚恚怒気。除拘緩鼠瘻。女子帯下赤白。久服強骨節。殺邪鬼延年。

《別録上》
微寒，無毒。主除留熱在関節，栄衛虚熱去来不定，煩満，止汗，心痛，気結，止渇，除老血，渋大小腸，止大小便，治洩精，喉痺，咳嗽，心脇下痞熱。一名牡蛤。生東海，採無時。

貝母為之使，得甘草，牛膝，遠志，蛇床良，悪麻黄，呉茱萸，辛夷。

効能：①治驚，安神作用
　　　②固摂作用
　　　③軟堅作用
　　　④前膈の出入（特に前通の衛気）の改善
　　　　この作用により治瘧作用を発揮する。
　　　　（牡蠣湯：牡蠣，麻黄，甘草，蜀漆）
　　　⑤治脇下痞硬
　　　⑥益陰潜陽
作用する場所：心，心包，腎，膈（関節）
処方：桂枝加竜骨牡蠣湯，桂枝甘草竜骨牡蠣湯，桂枝去芍薬加蜀漆竜骨牡蠣救逆湯，柴胡桂枝乾姜湯，柴胡加竜骨牡蠣湯，風引湯，牡蠣沢瀉湯，牡蠣湯
　　　散剤：栝楼牡蠣散，侯氏黒散，白朮散

麻黄　まおう

《本経中》
一名竜沙。味苦温。生川谷。治中風傷寒頭痛。温瘧。発表出汗。去邪熱気。止咳逆上気。除寒熱。破癥堅積聚。

《別録中》
微温，無毒。主治五蔵邪気緩急，風脇痛，字乳余疾，止好唾，通腠理，疏傷寒頭痛，解肌，洩邪悪気，消赤黒斑毒。不可多服，令人虚。一名卑相，一名卑塩。生晋地及河東。立秋採茎，陰乾令青。厚朴為之使，悪辛夷，石韋。

効能：1 皮毛系の宣散
　①皮の衛気（前通，後通）を推進する。
　　皮毛系の宣散を高めることにより肺→胸→上膈→前通・後通路の皮という過程で，皮の衛気を皮に平行に走らせる。この作用により，たとえば皮に外束した寒邪を外散させる。
　　『本経』"治中風傷寒頭痛""発表出汗""去邪熱気""除寒熱"
　　『別録』"通腠理""疏傷寒頭痛""解肌"
　②膈邪を外散させる。
　　肺の宣散を高めることで，肺→胸→上膈→皮のどの部位における邪も外散させる。たとえば上膈に存在する癭邪を外散させる。（外台・牡蠣湯）
　　『本経』"治温瘧"，『別録』"主治風脇痛"
　③胃気を腎気につなげる。
　　後通の衛気を推進することにより，胃気が十分にあれば，という経路で2次的に胃気を腎に送り込むことが可能となる。

```
肺の衛気 ╲
　　　　　　→ 後通路
胃 → 腎 ╱
```

　　同様に肺の宣散を高めることにより，胃→心下→膈→胸→肺へと胃気は受動的に向うことになる。
2 肺気を心・心包につなげ，心・心包系の宣散を高める。
　①脈中の血・脈外の気を推進する。
　　肺気を心・心包に送り出す結果，心→脈中の血，心包→脈外の気という経路で，脈中の血，脈外の気を推進する。
　　2次的に活血，行血の作用を有することになる。
　　『本経』"破癥堅積聚"，『別録』"消赤黒斑毒"

麻黄の第1の作用は，皮毛系の宣散による皮の衛気の推進にある。次いで第2の作用は，脈中の血，脈外の気の推進にある。この第2

の作用は桂枝よりは強い。しかし，発汗させるためには麻黄のみではなく，さらに脈外の気を推進し，気を腠理を通じて外向させる桂枝を併用する必要がある。

『本経』"発表出汗"，『別録』"解肌"

作用する場所：肺，心，心包，皮，血脈

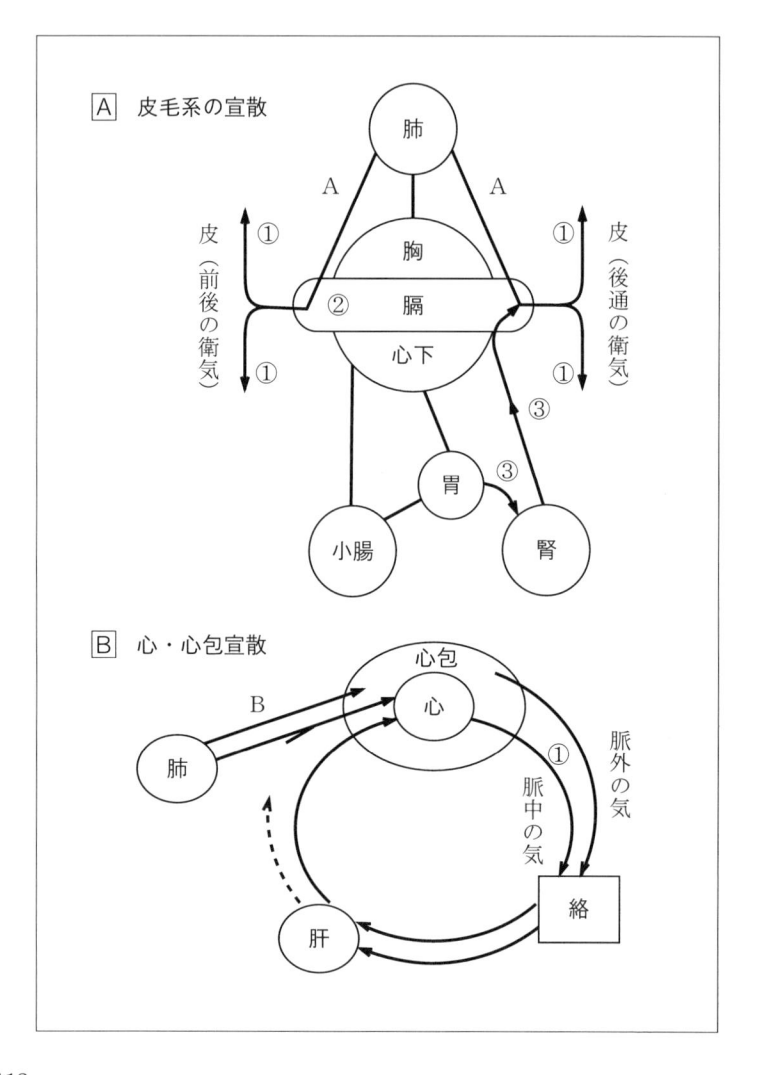

[A] 皮毛系の宣散

[B] 心・心包宣散

処方：烏頭湯，越婢加朮湯（千金），越婢加半夏湯，越婢湯，葛根湯，葛根加半夏湯，還魂湯，桂枝加葛根湯，桂枝去芍薬加麻黄細辛附子湯，桂枝芍薬知母湯，桂枝二越婢一湯，桂枝二麻黄一湯，桂麻各半湯，厚朴麻黄湯，三黄湯（千金），小青竜湯，小青竜湯加石膏湯，続命湯（古今録験），大青竜湯，文蛤湯，牡蠣湯，麻黄湯，麻黄加朮湯，麻杏甘石湯，麻杏薏甘湯，麻黄升麻湯，麻黄醇酒湯（千金），麻黄附子甘草湯，麻黄附子細辛湯，麻黄附子湯，甘草麻黄湯，麻黄連軺赤小豆湯，射干麻黄湯，麻黄湯

丸剤：半夏麻黄丸

麻子仁　ましにん（麻蕡)

《本経上》
一名麻勃。味辛平。生川谷。治七傷。利五蔵。下血寒気。多食令人見鬼狂走。久服通神明軽身。麻子。補中益気。久服肥健不老。

《別録上》
有毒。破積，止痺，散膿。此麻花上勃勃者。七月七日採，良。
麻子：無毒。主治中風汗出，逐水，利小便，破積血，復血脈，乳婦産後余疾，長髪，可為沐薬。久服神仙。九月採。入土中者賊人。生太山。
　　　畏牡蠣，白薇，悪茯苓。

効能：補胃陰，潤下
作用する場所：胃，小腸，大腸
処方：炙甘草湯
　　　丸剤：麻子仁丸

蜜　みつ（石蜜 せきみつ）

《本経上》
一名石飴。味甘平。生山谷。治心腹邪気。諸驚癇痙。安五蔵。諸不足。益気補中。止痛解毒。除衆病。和百薬。久服強志軽身。不飢不老。

《別録上》
微温，無毒。主養脾気，除心煩，食飲不下，止腸澼，肌中疼痛，口瘡，明耳目。久服延年神仙。生武都，河源山谷，及諸山石中，色白如膏者良。

効能：補胃，守胃，潤腸，緩急，止痛，和百薬
作用する場所：胃腸
処方：煮：烏頭湯，烏頭桂枝湯，甘草粉蜜湯，大烏頭煎，大陥胸丸，大半夏湯
　　　和服：甘遂半夏湯，猪膚湯
　　　製造過程で入れる：已椒藶黄丸，烏梅丸，訶梨勒丸，栝楼瞿麦丸，九痛丸，桂枝茯苓丸，下瘀血湯，崔氏八味丸（腎気丸），三物備急丸，赤石脂丸，皀莢丸，大黄䗪虫丸，蜘蛛散，当帰貝母苦参丸，礬石丸，半夏麻黄丸，麻子仁丸，理中丸
　　　その他：蜜煎導方
参考：一説によると，蜜は薬剤の吸収効率を上げる働きがあるという。

明礬　みょうばん（礬石(はんせき)）

《本経上》
一名羽涅。味酸寒。生山谷。治寒熱泄利。白沃陰蝕。悪瘡目痛。堅骨歯。錬餌服之。軽身不老増年。

《別録上》
無毒。除固熱在骨髄，去鼻中息肉。岐伯云"久服傷人骨。"能使鉄為銅。一名羽沢。生河西及隴西，武都，石門，採無時。
甘草為之使，悪牡蠣。

効能：治黄疸，破血，消癥，治風痰
　　外用：治悪瘡
作用する場所：小腸，血分
処方：礬石湯──脚気衝心に対して足を浸す
　　丸剤：礬石丸──破乾血
　　散剤：侯氏黒散──治風痰
　　　　　消石礬石散──清熱退黄

射干　やかん

《本経下》
一名烏扇。一名烏蒲。味苦平。生川谷。治咳逆上気。喉痺咽痛不得消息。散結気。腹中邪逆。食飲大熱。

《別録下》
微温，有毒。主治老血在心肝脾間，咳唾，言語気臭，散胸中気。久服令人虚。一名烏翣，一名烏吹，一名草姜。生南陽田野。三月三日採根，陰乾。

効能：止咳下気，利咽消腫，化痰
作用する場所：肺，咽喉
処方：射干麻黄湯

羊肉　ようにく

《別録中》
味甘，大熱，無毒。主緩中，字乳余疾，及頭脳，大風汗出，虚労寒冷，補中益気，安心止驚。

効能：温中，補虚
作用する場所：胃
処方：当帰生姜羊肉湯

薏苡仁　よくいにん（薏苡子）

《本経上》
一名解蠡。味甘微寒。生平沢。治筋急拘攣不可屈伸。風湿痺。下気。久服軽身益気。其根下三虫。

《別録上》
無毒。主除筋骨邪気不仁，利腸胃，消水腫，令人能食。一名屋菼，一名起実，一名贛。生真定及田野。八月採実，採根無時。

効能：①去湿
　　　②排膿
　　　肌，肉，骨，節などの湿を除く。
　　　また血中の過剰な津を去る。
　　　その効能は赤小豆に近い。
作用する場所：皮，肌，肉，骨節，血中，肺，胸，腸
処方：麻黄杏仁薏苡甘草湯，葦茎湯（千金）
散剤：薏苡附子散，薏苡附子敗醬散

薏苡仁の歴史について

前漢　司馬遷『史記』
　　　「兎の母が薏苡を呑んで兎をはらんだ」と記載
後漢　許慎『説文解字』（AD98年成立）のなかに薏苡あり
後漢　范曄『後漢書』列伝・第14巻／馬援
　　　ハトムギの伝来のエピソードが記載されている。馬援以前の薏苡は野性のジュズダマと解してよい。馬援が栽培種のハトムギを現在のベトナムから持ち帰って以後，薏苡＝ハトムギとなったと考えられる。
　　　馬援：(BC11〜AD49) 後漢，光武帝，建武16年（AD40年）に南土に出征し東京地方を制した。
◎『素問』の玉機真蔵論に薏苡子と，また馬王堆から出土した古医書のなかの『雑療方』中に贛（薏苡仁）という記載がある。前者は脈の性状についての表現であり，後者は丸薬の大きさについての表現である。したがって薬物としての効能について言及したものではない。

ジュズダマ（Coix）(雑誌『遺伝』1996年9月〔落合雪野〕)
① *C. aquatic* Roxb
② *C. gigantea* Koenig ex Roxb

③ *C. lacryma-jobi* L.
④ *C. puellarum* balansa
③は4つの変種に分類されており，*C. lacryma-jobi* の変種は日本の川べりなどに自生している。
　Ma-yuen 変種と分類されるハトムギは，東南アジアでジュズダマから栽培化されてできた栽培型である。
ハトムギ（内胚乳デンプン）①モチ性 ②ウルチ性
タイ北部　ジュズダマ：①飾り ②根を薬用
　　　　　ハトムギ：食用

李根白皮　　りこんはくひ

《別録下》
李核人
味甘，苦，平，無毒。主治僵仆躋，瘀血，骨痛。
根皮，大寒，主消渇，止心煩逆奔気，
実，味苦，除痼熱，調中。

効能：治奔豚気
作用する場所：腎
処方：奔豚湯

竜骨　りゅうこつ

《本経上》
味甘平。生川谷。治心腹鬼注。精物老魅。咳逆。泄利膿血。女子漏下。癥瘕堅結。小児熱気驚癇。竜歯。治小児大人驚癇癲疾狂走。心下結気。不能喘息。諸痙。殺精物。久服軽身通神明延年。

《別録上》
竜骨：微寒，無毒。主治心腹煩満，四肢痿枯，汗出。夜臥自驚，恚怒，伏気在心下，不得喘息，腸癰内疽陰蝕，止汗，小便利，溺血，養精神，定魂魄，安五蔵。
白竜骨：治夢寐洩精，小便洩精。
竜歯：主治小児五驚，十二癇，身熱不可近人，大人骨間寒熱，又殺蠱毒。
角：主治驚癇癥瘕，身熱如火，腹中堅及熱洩。生晋地及太山巌水岸土穴石中死竜処，採無時。畏乾漆，蜀椒，理石。

参考：竜骨は本来動物の化石であるが，現在，本当の化石は稀少であり，実際には豚や牛その他の哺乳類の骨を何年間か土の中に埋めて竜骨と称している。したがって本来の竜骨とは異なっており使用に耐えない。一部に本来の化石である竜骨も存在するので，どうしても併用の必要があるときは，それを使用すべきである。

効能：①治驚，安神作用
　　　②固摂作用
作用する場所：心
処方：桂枝加竜骨牡蠣湯，桂枝甘草竜骨牡蠣湯，桂枝去芍薬加蜀漆牡蠣竜骨救逆湯，柴胡加竜骨牡蠣湯，風引湯
　　　散剤：蜀漆散，天雄散

連翹　れんぎょう

《本経下》
一名異翹。一名蘭華。一名折根。一名軹。一名三廉。味苦平。生山谷。治寒熱鼠瘻。瘰癧癰腫。悪瘡癭瘤。結熱蠱毒。

《別録下》
無毒。去白虫。生太山。八月採，陰乾。

効能：①清熱，涼血
　　　②消癰散結，化痰
　　　主として外殻（肌，肉），鼻咽，胸，肺，胃の熱を清す。
　　　小陥胸湯は半夏，黄連，全栝楼の構成ではあるが，黄連の代わりに連翹で代用しても一定の効果はある。
作用する場所：皮，肌，肉，骨節，鼻，咽喉，胸，肺，胃
処方：麻黄連軺赤小豆湯
参考：生薬で使用する連翹は，連翹の果実であり，連軺は連翹の根である。

［補記］
　第35頁「桂枝」の項目の次に下記の説明を追加します。

《本経上》
菌桂，味辛，温。主百病，養精神，和顔色，為諸薬先聘通使。久服軽身不老，面生光華媚好，常如童子，生山谷。
《別録上》
菌桂，無毒。生交趾，桂林山谷巌崖間。無骨，正円如竹。立秋採。
《本経上》
牡桂，味辛，温。主止気欬逆結気，喉痺吐吸，利関節，補中益気。久服通神，軽身不老。生山谷。
《別録上》
牡桂，無毒。主治心痛，脅風，脅痛，温筋通脈，止煩，出汗。生南海。

桂枝　けいし　（桂・肉桂）
　桂枝は『神農本草経・上品』『名医別録・上品』に，それぞれ菌桂，牡桂の名前で収載され，さらに『名医別録・上品』に桂の記載がある。『中薬誌・肉桂』（中国医学科学院薬物研究所等編・人民衛生出版社）の歴史の項を参照し，要約すると，「本品は『神農本草経』に牡桂と菌桂の名で記載されている。桂は，牡桂より形状が厚くて味辛烈なもので，牡桂は，桂より薄くて味淡のものである。また桂は肉桂のことで，厚くて辛烈である。粗皮を去って用いるが，外皮を去ったものを桂心という。桂，牡桂，肉桂は同一物であり，皮の老嫩，厚薄，味の濃淡等により，名称が変わってくる。また現在の調査により，肉桂の幼い樹皮を筒状に加工したものを官桂（菌桂），樹皮の青黄色のものを薄く筒状に巻いたものを筒桂と称しているが，植物の形状からして，官桂（菌桂），筒桂は同じ種類である」としている。要するに，桂はいろいろな名称で使用されてきたが，いずれもクスノキ科の *Cinnamomum cassia* およびその同属植物の樹皮の乾燥品であることは間違いなく，今後の使用に際しては，この生薬そのものの優劣を問題にするべきであろう。

あとがき

　江部の書き貯めていたノートを元に和泉正一郎・内田隆一が内容，文章などを討議して作製した。

　内容的にはまだまだ未熟な部分も多いとは思うが，新たな世紀へ向けての漢方の本草書の発展のためのたたき台になることを期待する。

　なお，数回にわたるノートからワープロへの面倒な転換作業は，株式会社ツムラの宗形透氏に担当していただいた。

　また，生薬の実際の知識，流通状況などについては，栃本天海堂の小松新平氏の意見を参考にした。両者に感謝の意を表す。

著　者

【著者略歴】

江部　洋一郎（えべ・よういちろう）
1948〜2017年
1972年　京都大学医学部卒業
1975年　京都・高雄病院勤務
1994年　高雄病院院長・江部医院開院
2008年　高雄病院名誉院長

和泉　正一郎（いずみ・しょういちろう）
1941〜2006年
1964年　京都薬科大学卒業
京都・高雄病院理事

内田　隆一（うちだ・りゅういち）
1964年生まれ
1995年　長崎大学医学部卒業
　　　　京都・高雄病院勤務
現　在　ツカザキ病院（姫路市）勤務

経方薬論

2001年1月12日	第1版　第1刷発行	
2019年1月30日	第4刷発行	

■著　者　　江部　洋一郎／和泉　正一郎／内田　隆一
■発行者　　井ノ上　匠
■発行所　　東洋学術出版社
　　〒272-0021　千葉県市川市八幡2-16-15-405
　　　販売部：電話 047（321）4428　FAX 047（321）4429
　　　　　　e-mail　hanbai@chuui.co.jp
　　　編集部：電話 047（335）6780　FAX 047（300）0565
　　　　　　e-mail　henshu@chuui.co.jp
　　　ホームページ　http://www.chuui.co.jp/

印刷・製本―――丸井工文社

2001　Printed in Japan ©　　　ISBN 978-4-924954-60-1 C3047

経方医学シリーズ

『傷寒論』『金匱要略』の処方を独創的な視点で理論化・解説。
条文と処方の背後にある生理・病理・薬理を臨床的見地から体系づける。
日本漢方・中医学を超える漢方医学の画期的な到達点。

■ **経方医学 1**
——『傷寒・金匱』の理論と
処方解説
第3版

江部洋一郎・横田靜夫著
A5判並製　276頁　　　　　　　　本体 4,600 円＋税
さまざまな処方の基本となる桂枝湯を中心に経方理論を展開。

■ **経方医学 2**
第2版

江部洋一郎・横田靜夫著
A5判並製　180頁　　　　　　　　本体 3,200 円＋税
桂枝湯加減と麻黄湯を中心に解説。

■ **経方医学 3**
第2版

江部洋一郎・和泉正一郎著
A5判並製　206頁　　　　　　　　本体 3,400 円＋税
葛根湯・小青竜湯・真武湯・五苓散などを中心に解説。

■ **経方医学 4**

江部洋一郎・和泉正一郎著
A5判並製　264頁　　　　　　　　本体 4,000 円＋税
柴胡湯類・梔子鼓湯類・瀉心湯類・白虎湯類などを中心に
解説。

■ **経方医学 5**

江部洋一郎・宗本尚志著
A5判並製　208頁　　　　　　　　本体 3,400 円＋税
承気湯類・活血剤・駆瘀血剤などを中心に解説。

■ **経方医学 6**

江部洋一郎・宗本尚志・田川直洋 著
A5判並製　180頁　　　　　　　　本体 3,200 円＋税
黄疸・寒疝・百合病を中心に解説。
シリーズ1巻から5巻までに取り上げなかった処方を網羅。

■ **経方脈学**

江部洋一郎・宗本尚志・田川直洋・小栗重統・有光潤介・
石束麻里子著
A5判並製　116頁　　　　　　　　本体 2,000 円＋税
病理と脈の関係，脈診の実際を提示し，29の脈証につい
て経方医学的な解釈を展開。

■ **経方薬論**

江部洋一郎・和泉正一郎・内田隆一著
A5判並製　132頁　　　　　　　　本体 2,000 円＋税
経方医学を理解するためには生薬の知識が不可欠である。
119味の生薬についてのベクトルを示す。